# フランスの子どもはなんでも食べる

好き嫌いしない、よく食べる子どもが育つ10のルール

カレン・ル・ビロン 著

石塚由香子　狩野綾子（まちとこ）訳

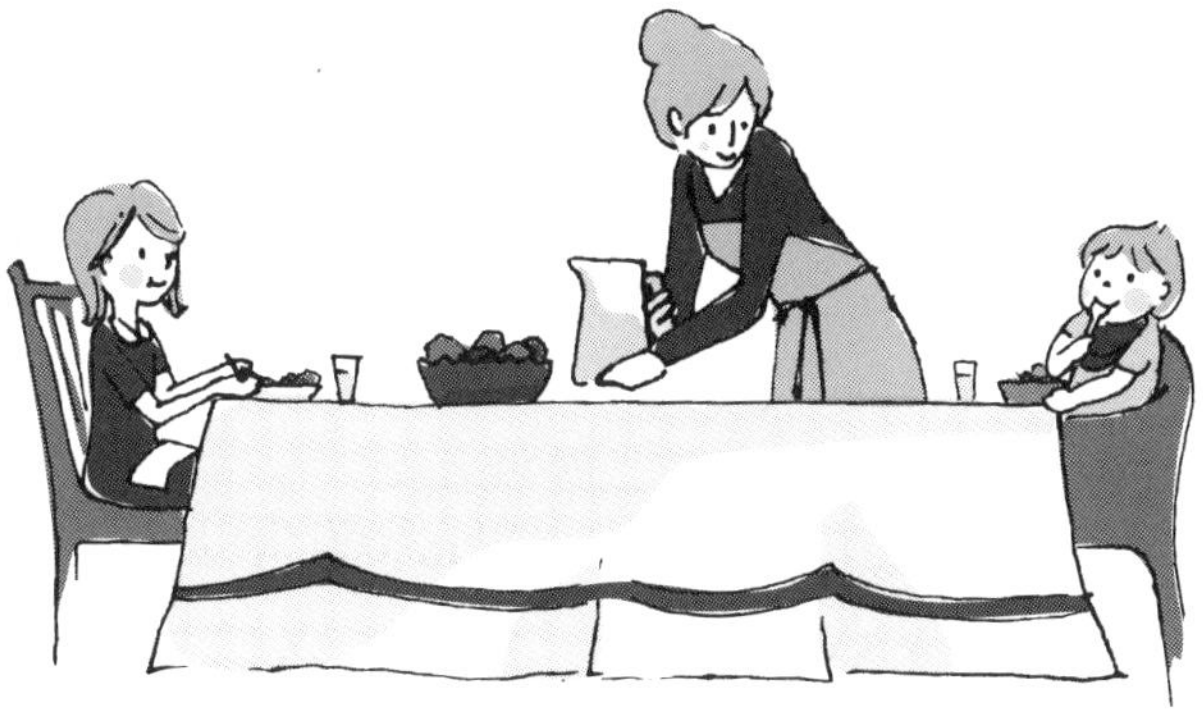

WAVE出版

# FRENCH KIDS EAT EVERYTHING
by Karen Le Billon


Japanese translation published by arrangement with The Cooke Agency International,
The McDermid Agency Inc., and The English Agency (Japan) Ltd.
Originally published in English by HarperCollins Canada.

# フレンチ・フードルール

ルール

1. 親であるあなたが子どもの食育に責任を持つ

2. 食べ物に感情を持ち込まない

おしゃぶりや気晴らし、おもちゃ、賄賂、ごほうびやしつけの代わりはダメ!

3. 親が食事時間とメニューを決める

子どもは大人が食べるものを食べる

↖代わりのものはナシで、インスタント料理もナシ!

4. 食べることは社会的な営みだ

↑何にも邪魔されることなくテーブルを囲もう

5. 虹の全ての色の野菜やフルーツを食べよう

同じメニューを週に1回以上食べない

6. 好きになる必要はない
でも、試してみなければならない

7. お菓子は制限して

理想的には1日1回(多くても2回)
食事前の1時間は避ける

8. 料理と食事に時間をかけよう

スローフードはハッピー♥フード

9. 食べるもののほとんどは、本物の家庭料理にしよう

10. 食べることは楽しいことだ
ストレスがたまるものではない

と忘れない!

# Contents 目次



## 本書の登場人物

**私（カレン）**
カナダ生まれ。大学教授。二人の娘の母。子どもの頃はポテトばかり食べて育ち、料理は苦手。

**フィリップ**
夫。フランスのブルターニュ地方で生まれ育つ。フランスを堅苦しく思い、外国に住むことを選ぶ。

**ソフィー（当時5歳）**
長女。赤ちゃんの頃から、好き嫌いが多く、白いもの、クリーミーなものが苦手だった。

**クレア（当時2歳）**
次女。赤ちゃんの頃は何でも食べたのに、だんだん姉の食べ方をまねするようになった。

**ジャニーヌ**
フィリップの母。フランスのブルターニュ地方在住。時には厳しく、一家の食を見守る。料理上手。

**ジョー**
フィリップの父。静かに温かく移住してきた一家をサポート。

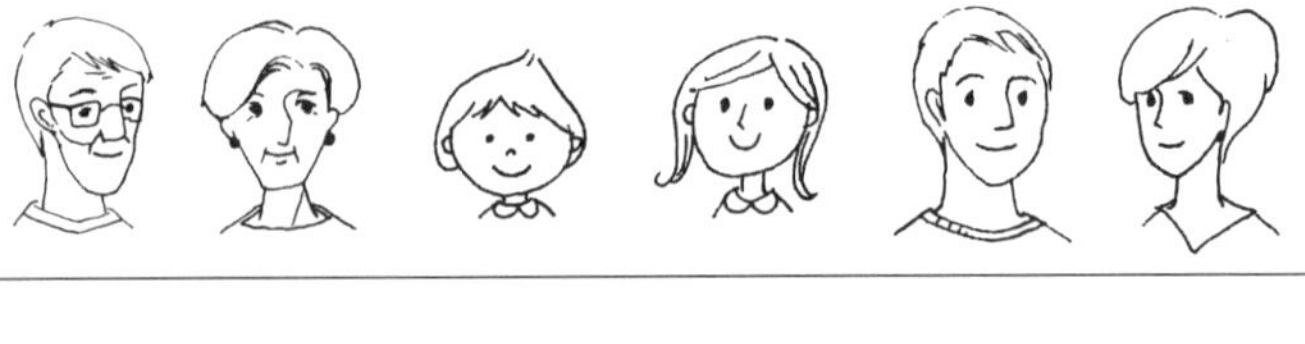

エリック&サンドリーヌ&マリー一家
ソフィーのフランスの学校で、やがて親友となるマリーと、その父エリック、母サンドリーヌ。一家で親しくつき合う。

ユーゴ&ヴィルジニー
フィリップの旧友。食を変えよう、と思うきっかけとなるディナーのホスト。

**家族の歩んできた道**

イギリス、オックスフォード大在学中に知り合い、その後結婚

▼

カナダ、バンクーバーに移り住む。子どもたちが生まれる

▼

家族で1年間フランス、ブルターニュの小さな村に住む

▼

カナダ、バンクーバーに戻る

# はじめに

この本は私たちの家族の個人的な物語です。だけど、どの子どもにも関係する問題がふくまれています。貧しい食習慣のせいで、北アメリカの子ども世代は健康問題に直面しており、おそらく両親よりも短命になるでしょう。私たちは自分たちの子どもを、早死に向けてトレーニングしているかもしれないのです。

食べ方を変えるのは難しいことです。たくさんのフルーツと野菜をとり、加工食品はできるだけ避けるべきとわかってはいても、私たちはそのようにしません。また、健康的な食事を用意しても、子どもたちはなかなか食べません。食べ物の危険（経済的な問題、情報不足）は深刻な問題なのに、お金のある家庭でも十分に健康的な食生活をしていません。私たちは、「何を」だけでなく「どのように」子どもに食べ物を与えるか、という戦略を考える必要があります。

そこで、フランス式の食育が価値あるレッスンとなります。フランスでの生活で私たち家族は、子どももよく食べて、食事を楽しめることを学びました。フランスの家庭と学校で用いられている健康的な食生活、規則正しい食習慣、美味しいレシピは、私たち一家の食への向き合い方を変えました。私たちがひらめいたように、この本で、あなたにもひらめきが生まれればうれしいです。

*Chapter 1*

# フランスの子どもはなんでも食べる

## （そしてあなたの子どもも！）

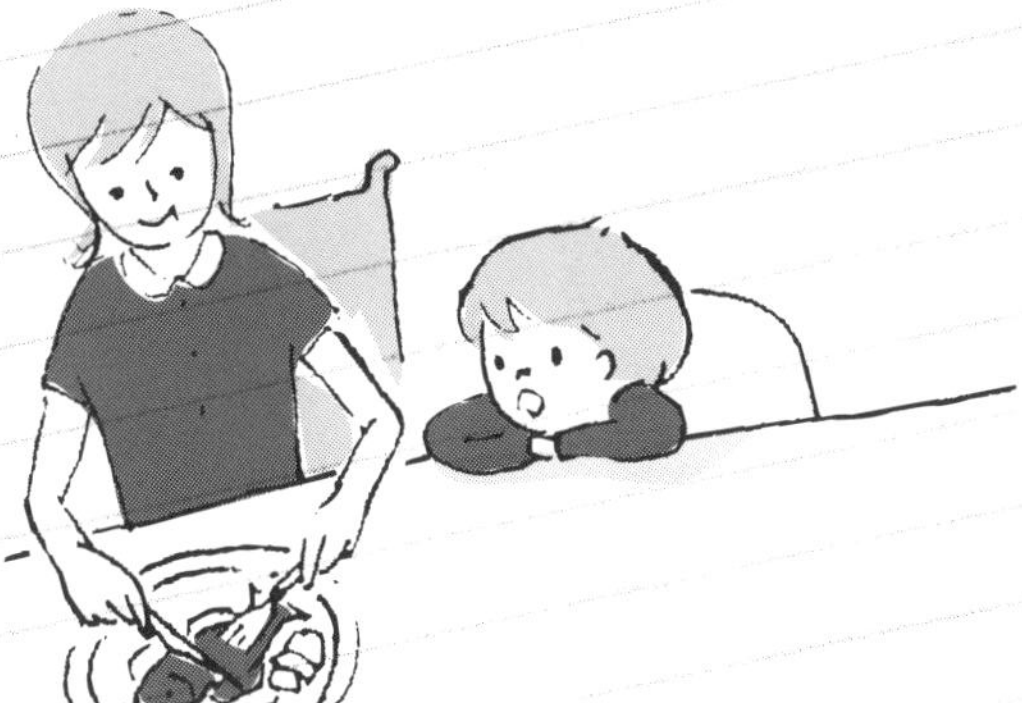

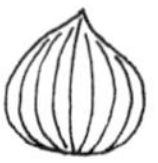

# 子どもたちは好き嫌いが激しかった

今、うちの子どもたちに好きな食べ物を聞いたら、その答えに驚くかもしれない。7歳のソフィーはホットドッグやピザなど子どもの大好物に加えて、ビーツ（赤かぶのような外見をした西洋野菜）、ブロッコリー、リーキ（西洋ねぎ）、レタス、ムール貝、サバが大好き。3歳下のクレアは、ほうれん草のクリーム煮、オリーブ、魚が大好きだ。

フランスに住み、思いがけずフランス式の食育を試すようになるまで、わが家では、しょっちゅう食べ物をめぐるフードバトルを繰りひろげていた。夕食時は私たち親にとって苦行そのもの。**フライドポテトは娘たちが好む「野菜」で、緑色のものはすべて拒絶され、めそめそ泣きは、デザートの時だけ止まる。**お気に入りは、チュロスとパスタとバタートースト。ほかの多くの北アメリカの家庭同様、娘たちは炭水化物と乳製品を頼みの綱に生きてきた。

長女ソフィーは初めから好き嫌いが激しかった。3歳になるまでには、新しい食べ物に恐怖心を抱くようになり、私の子ども時代が思い出された。見たことのないものがお皿にのっていると、「クレージーフードダンス」（と私たちは呼んでいた）を踊り出した。腕を振り、目をギョロつかせ、すすり泣いたり、テーブルからジャンプしたりして、謎の食べ物と向き合うのを避けているようだった。野菜や白いもの、クリーミーなものが嫌いで、チーズ、ヨーグルト、ホワイトソースやアイスクリーム、マカロニやサンドイッチも食べない、というひねくれた味覚は、このダンスの機会を増やした。

それに比べて妹のクレアは穏やかで満ち足りていて、小さな仏様のような赤ちゃんだった。クレアが生まれた時は、助産師から「宝くじに当たったわね」と言われたほどだった。ソフィーが20分昼寝のスペシャリスト（ベビーカーで移動している時か、抱っこひもで抱っこされている時だけ）だったのに対して、クレアはのんびりと2時間昼寝を楽しみ、夜も10時間幸せそうに寝た。そして、ほとんど何でも食べた。それも姉のまねをしだすまでのことだったが……。

## フランスの子どもは何でも食べる

フランスにいる夫の友人や親戚たちは、ソフィーやクレアがフランスの子どものように食べるようになることを期待していた。フランスの子どもはフルーツサラダからフォアグラ、ほうれん草、においの強いチーズまで何でも食べる。アメリカ人の親が子どもに食べさせたくて仕方がないサラダも食べる。年に1回のフランス訪問では、甥や姪が、ラディッシュをポップコーンのように喜んで食べていた。3歳の子どもがシーフードを貪るように食べて、歯の生えていない赤ちゃんはベシヤメル・ソースから野菜ブイヨンまで何でもすすっていた。

フランスの子どもが様々な食べ物を好むのは、遺伝的な要因ではない。ほかの国の子どもと同様、パスタやポテトチップス、チョコレートが大好きだけど、普段は口にしない。驚くことに、フランスの子どもはどんな食べ物でも好きだが、普段口にするもののほとんどは健康的なものだ。嫌いなものがある子もたまにいるが（夫はカリフラワーが苦手）、**たいていの場合、フランスの子どもは出されたものを何でも食べる。アメリカ人が見たら当惑するぐらい、脇目もふらず、楽し気に。そして、子どもも含めて全員が、それを当たり前だと思っている。**

## 「食べるのに太らない」の謎

これは何年も科学者たちを悩ませた「フレンチ・パラドックス」の子ども版だ。「フレンチ・パラドックス」とは簡単に言うと、フランス人はアメリカ人より2倍の時間を費やして、かなりの量のバター、豚肉、チーズなどを食べるが、太っている人は少なく、アメリカ人よりも心臓病が少ない、というものだ。これは人生において不公平な真実だ。フランス人はケーキも食べる。

フランスの子どもたちの食べ方も、同じように逆説的だ。**フランスの親は穏やかに健康的な食べ物を出し、出されたものは不満を言わずに全部食べるように求める。そして、テレビやゲームで過**

**ごすより、食卓で長時間過ごすことを求められるにもかかわらず、子どもたちは食べることを楽しむ。**それだけでなく、フランスは、先進国の中で最も子どもの肥満の割合が低い国の一つだ。アメリカを始めとする豊かな国では子どもの体重が増加し、肥満が増えているのに、フランスでは変わらないか、減少しているのだ。

## 私の偏食と料理の腕が原因!?

**不十分な食生活で、健康、歯（虫歯！）、睡眠、学校の成績、そしてＩＱにも悪い影響が出ることを知っていたので、私は心配だった。**子どもたちの食習慣を変えたかったが、どうしていいのかわからなかった。強制して食べさせたり、物でつったり、周囲の親たちがやっている解決策に納得のいくものはなかった。ビタミン剤では、新鮮な食べ物と同じようには栄養が摂取できないことを本で読んだ。そこで、健康的な食材をごはんにこっそり入れる料理の本を買ってみた。

それは料理にあまり情熱を感じない私にとって、信じられないくらいの労力が必要だった上に、裏目に出た。ソフィーの繊細な「キモチワルイ食べ物探知器」は、わずかな痕跡で警報を鳴らし、お皿に何がのっているか、もっと疑うようになった。ごくたまに、この「こっそり作戦」が成功しても「子どもたちは、大人になってからも、はたしてカリフラワーのピューレをブラウニーに入れて食べるかしら」と疑問を感じた。

「こっそり作戦」失敗の原因は、私の料理の腕のせいもあった。結婚直後に、夫フィリップは料理の最中にコンピューターに向かったり、おもしろい本に夢中になったりする私を「鍋こがしの女王」と命名した。**私のレパートリーは4、5種類しかなく、同じメニューを繰り返し、ポテトばかりを使っていた。なぜなら、私もそのようにして育ったからだ。**

そんなふうだったから、私とフランス料理との出合いがうまくいかなくても当たり前。フィリップが初めて私を彼の実家に連れて行ってくれた時が最悪だった。まだデートを始めたばかりだった頃、ちょっとした思いつきで、フィリップがブルターニュの両親の家に招待してくれた。大学のあるオックスフォードからポーツマスは車ですぐで、そこから船でひと晩過ごし、フランスの北西岸に着いた。ボロボロのルノー5で、小さくてかわいらしい村を次から次へと通り過ぎ、海岸沿いでは岩だらけの断崖と、太陽の光できらきら輝いている白い砂のビーチを代わる代わる通り過ぎた。初めてフランスに足を踏み入れたが、完全に魅了された。

彼の実家は、非の打ちどころがない、蔦で覆われた石のコテージで、ちょうどお昼くらいに着いた。その食事は私にとって一生忘れられないものとなった。陽が差し込むテラスで、地元で獲れたシーフードがいっぱいのひと皿が出た。そのほとんどが妙な形をした貝で、私は食べたことはもちろん、見たこともないものだった。次に、「地元の漁師から、今朝獲れたてを手に入れたのよ」とフィリップのお母さんが誇らしげに話す、舌平目が待ち構えていた。お皿にのった丸1匹の魚を突きつけられて、私は無力感に包まれた。どこから食べていいのかもわからなかった。フィリップが舌平目を切ってくれている間、困惑した両親の前で、私は顔を真っ赤にして座っていたのだ。私が魚好きになる何年も前の話だ。子どもがもっと小さかった頃、私は、子どもたちに魚を出すのも躊躇していた。**それが私の子どもたちの食が限られてしまった原因でもあったのだ。**

## フランス人は親が責任を持って食を管理する

振り返って考えると、フランスの友人や親戚は、私が子どもに食の教育を施すことを望んでいた。彼らによると、**食育は1歳になるずっと前から始まる。食べることは、歩くことや話すことより前から赤ちゃんが意識的に、自主的に行う最初の行動なのだ。食育はしつけの基礎となり、人生のルールについての指導の入り口となる。**「ルール」という言葉は適当ではないかもしれない。フランス人の食育へのアプローチは、うまく構築されているものの厳格な規則ではないからだ。むしろ習慣的な日課や社会的習性で、書いた記録はなく、口に出されないことも多いが、みんなに認められているものだ。部外者には謎めいて見えるが、実は難しくない文化的作法のようなもので、見かけによらずシンプルだ。

これは、私が最初に見つけたフードルールだ。

French Food Rule 1
## 親であるあなたが子どもの食育に責任を持つ

**親が穏やかに、しかし権威を持って、子どもに積極的な食育を施すべき、というのがフランス人の子どもの食に対する関わり方の基本だ。**私は「ふれあい重視の育児」と定義した自分の育児スタイルに固執して、なかなかこのルールを受け入れられなかった。私が読んでいたアメリカの育児書は、「赤ちゃん自身がいつ、どこで食べるかを決めるべき」「独立した食を育てることは、自立への大切なステップだ」などと書かれていた。正しい？　子どもは自分の食に責任を持つべき？

「絶対違う！　それは大失敗への道よ！」義母も、義理の妹も、いとこも、フィリップの友人たちも警告した。子どもたちの食べ方を見て、私は、彼らに一理あると認めざるを得なかった。ソフィーが8か月で初めてフランスに行った時、ほかの赤ちゃんたちは、両親が与えたものを何でもよく食べて、食後に何時間も満ち足りた昼寝をしていた。それに比べて、ソフィーは好き嫌いが激しく、食べ物で遊び、吐き出し、明らかに食事は日々の生活を邪魔するものだと考えていた。ほとんどの食事（甘いりんごピューレやすり潰したバナナ）をスタイや、両手、私の膝にたらして終わっていた。お腹が空かなかったわけではなく、夜寝ない時や、短い昼寝のあとにミルクを欲しがったが、それだけだった。固形の食べ物との関係は微妙で、それは大きくなっても変わらなかった。

## 嫌いな食べ物は試す回数が足りないだけ

これは私の心配を大きくさせ、自分のせいだという罪の意識を持たせた。ソフィーはフランスの家系でなく、私に似たのだ。「ソフィーは私そっくりだわ。小さい頃、野菜が嫌いだったもの」とため息をもらすと、フランスの親戚たちは答える。**「まだ十分に試していないだけよ。本当に空腹な時にもう一度試せば、ソフィーは何でも食べるわ」**。フランス人は、私の知らないことを知っていた。

フランスの親たちは食べ物や子どもの食習慣について、アメリカの親たちとは全く違う考え方を持っている。例えば、彼らは子どもが野菜好きになるのは当然だと考えている。そして、そのための戦略を注意深く立てる。フランスの心理学者と栄養士たちは、子どもたちが新しい食べ物を喜んで食べるようになるための必要回数は平均で7回だと算定し、ほとんどの育児書は10回から15回出すことを勧めている。**子どもたちには嫌いな食べ物があるのが当然、と私は考えていたが、フランス人はただ、試す回数が十分でないと考えていたのだ。**そしてたいてい、彼らの子どもがそれは正しかったと証明している。フランスの子どもは穏やかな好奇心の下で、喜んで新しい食べ物の味見をする。それはアメリカの大人でもめったに見られない光景で、ましてや子どもなど論外だ。

滞在客だった頃は、私たちの奇妙な食習慣を外国人として許してもらっていた。しかし、住んだ瞬間から、全てが変わった。フランス人は他人に対して寛大でないことで有名で、通常、物事に対して、正しいやり方は一つ、フランス式しかないと信じている。自分の意見をはっきり言う上に、食のマナー違反には容赦ないので、私たちの子どもに（そして私にも）フランス式の正しい食べ方を教えてくれた。フランス人は、レストランで、食料品店で、学校で、保育園で、遊び場で、私の食や子ども、育児に対する信念に異議を申し立てた。

## よくしつけられた子どもに育てることがゴール

少しずつ、フランス人の子どもと食についての考えを理解した。まず、「教育」という言葉を定義し直さなければいけなかった。フランス語の「教育」は、学校で習得する知識だけでなく、家庭でのしつけを通して育てられるマナーや行い、習慣、嗜好《しこう》など、基本的な意味を含んでいる。**そのゴールは、よい言葉を話し、正しいマナーでふるまい、行いのよいbien《ビアン》 éduqué《エデュケ》（よくしつけられた）子どもを育てることだ。**フランスの親たちは、社会的なルールにとても敬意を払っていて、主な教育の目標は、アメリカよりずっと厳しいフランスの社会的なルールを知り、守れる子どもを育てることだ。よくしつけられた子どもに育てることは、自尊心を育てるのと同じくらい重要だと考えている。そして、健康的な食事は、子どもの成長に大切なスキルと考えている。

「子どもをハーバード大学に行くためや、メジャーリーグのスーパースター、NASAの宇宙飛行士にするために育てているわけではない。どう育ったとしても、どのように、何を食べるかということが、うちの子どもたちの健康や、幸せ、成功、長生きにとても大切」

誤解しないでほしい。子どもたちに素晴らしい目標を与えるのも大切なことだけど、アメリカの親はスケジュールを詰め込み過ぎて、健康的な食を準備し、料理し、食べる方法など、肝心なことを教える時間がなくなっている。**フランスの親は健康的な食習慣を、アメリカの親たちにとっての、トイレトレーニングや文字の勉強と同じように考えている。**もしあなたの子どもが文字を覚えることを拒否したら、教えることをあきらめる？　トイレトレーニングを「いつかできるはず」と放っておく？　フランスの有名なことわざ、「何を食べているか教えて。あなたがどんな人かわかるから」を持ち出して、フィリップはこれを説明してくれた。アメリカでは、子どもたちがあまり食べなかったら、肩をすくめるだけだろう。**でも、フランス人は、「あなたの子どもがどのように食べるかを見せて。あなたがどんな親かわかるから」と考えるのだ。**

# 大切なのは楽しく食べること

フランス人の子どもの食への姿勢はわかったが、よく食べる子どもの育て方の秘訣がわからなかった。フランスでは、食べ物で争うフードバトルはほとんどなく、親が子どもに食べることを強要しているのも、見たことがなかった。それでは、レシピが特別？　フランス人の食事は、美味しいがシンプルで、さっと準備される。レシピをまねしても、娘たちにはうまくいかなかった。

**やがて子どもにうまく食事を与えることは、時間もお金もかからず、難しくないことを学んだ。**フランス人は、栄養や健康的な食習慣をさほど重視しない。**楽しく食べることが最も大切で、健康的な食習慣はハッピーな副産物なのだ。**心配やネガティブな感情とばかり結びつきがちな北アメリカの食に慣れている私にとって、「食べることは楽しい！」という考え方は、わが家の食べ方を見直す、いいきっかけとなった。フランスの10のフードルールは、私の育児の信念に合わないこともあり、時には居心地悪く感じたが、自分たち家族の食を改革するこの探究が、家族の絆を深めた。フランス人の家族たちが、食に対する健全な愛を子どもの中に育てていることに刺激を受けた。私たちの話が、あなたにとってもいい刺激となることを祈っている。

Alors《アロー》, on y《オニ》 va《ヴァ》！（それじゃあ、出発しましょう！）

*Chapter 2*

# ヨチヨチ歩きとビーツ・ピューレ

## フランスに来て見たことのない食べ物に遭遇

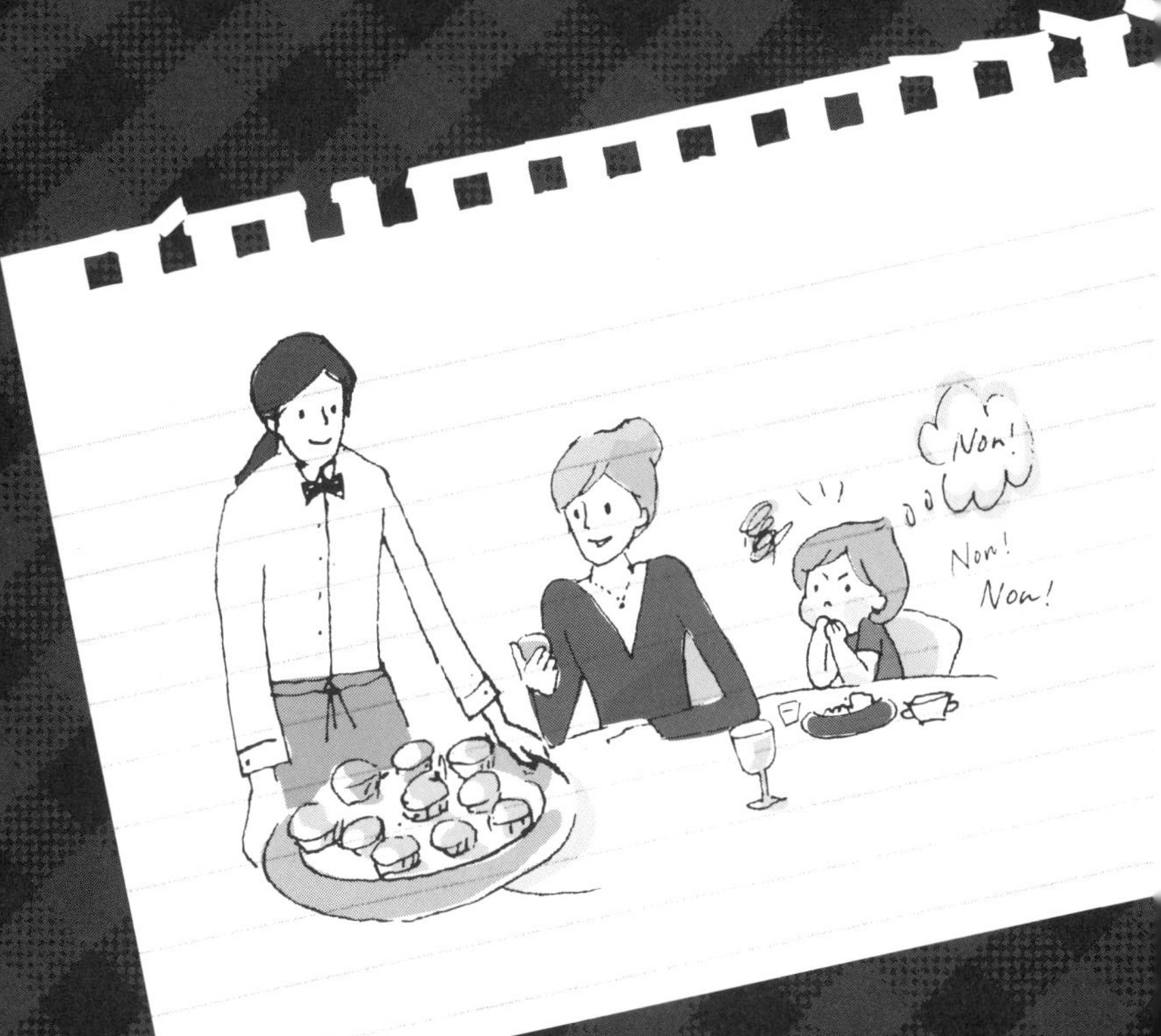

# フランスに1年間の移住を決意

**「フランスに住むということは、旅行で滞在するのとはまるっきり違うよ」と、移り住む前に、夫フィリップに忠告されていたけれど、その意味を私はわかっていなかった。**

結婚した1年後には、二人にとって未知の土地だったバンクーバーに移り住んでいたが、ソフィーが4歳になって、クレアが歩き始めた頃、私たちは、というより、私はフィリップが育った、プレヌフ・ヴァル・アンドレというフランス・ブルターニュ地方の北西岸にある、人口3千9百人の小さな村に移ろうと決心した。子どもたちが育つにつれて、私の中で、フランスに対するノスタルジーが育っていたからだ。しかし夫はあまり賛成しなかった。彼は家族や友人たちを恋しがってはいたけれど、海も山もある大きな都市での生活を好み、故郷に戻りたいとは考えていなかった。

そして、フィリップの両親ですら複雑な思いを持っていた。「一体ここで何をするつもりだい？村は小さすぎるよ」と、義父のジョーが聞いた。これこそ私が求めていたものだと彼らに伝えたかった。都会の女として温かみのある村の生活を子どもたちに体験させたかったのだ。フィリップがなぜ村を出たのか理解できなかった。そして、最終的に私たちは、1年だけ試してみることにした。私たちの雇用主であるそれぞれの大学は、1年間の在宅勤務を許してくれ、私は有頂天になった。

# ブルターニュの夏を楽しむ

私たち一家は短い夏シーズンが真っ盛りの7月半ばにブルターニュに到着した。新しい家は、私たちが結婚式をあげた、地元の小さなチャペルから歩いて2、3分の、入江が見下ろせる場所にあり、古い石でできていた。ベッドルーム3つを含む、合わせて5部屋の家は、シンプルで住み心地がよさそうだった。スーツケース2つだけを持ってフランスへ引っ越し、残りのものは全てバンクーバーの倉庫に置いてきた。こんな少しの荷物で来たから、フィリップはまだ複雑な心境だった。だけど、私は彼の気持ちに同調できなかった。フランスの田舎の風景が、私の気持ちをウキウキさせていた。

新鮮なバゲット、石畳の道、教会の鐘、陽が差し込む中庭のあるカフェ、私たちの家の外壁を覆う蔦……。家のすぐ下はビーチで、干潮時には1マイル四方に白い砂が美しく広がり、ターコイズ色の海と環状の岩壁に囲まれていた。ブルターニュは雨がひっきりなしに降ることで有名だったが、8月に入ると、天気は穏やかだった。私たちが本を読み、くつろぎ、私が昼寝、夫がセーリング、サーフィン、カヤックをしている間に、子どもたちは何時間も砂浜で遊んだ。

Le《ル》 paradis《パラディ》！（パラダイスだ！）

# 様々な訪問客がキッチンを占領

少しずつ私たちは隣人たちと顔見知りになってきた。親戚や友人たちが私たちを歓迎しにやって来てくれた。フィリップは早くにこの土地を去ったが、ほとんどの親戚は遠く離れていなかった。義母と二人の叔母——おしゃべりで、おしゃれで、暴君的な女性家長たち——は、生まれ育った小さな農場の村落から5マイルも離れていないところに現在も住んでいた。叔母たち、叔父たち、いとこたちは、**まとまってやって来ては、キッチンを占領して食事を作り、おしゃべりをして、何時間も過ごした。**

気持ちが乗らないまま、よく料理の手伝いを申し出たが、たいていは断られた。私の料理下手の評判は、過去の記念すべき大失敗料理で確立されていた。義妹のヴェロニクが、夫となるブノワを家族に紹介しようとパリからやって来ていた時だった。ブノワの初めての訪問で、私たちもイギリスから参加した。私たちが着いた時、義母のジャニーヌは食事の準備でてんやわんやだったので、勇敢にも私はお手製のパイ皮でアップルパイが作れると申し出て、実際とても見栄えのするアップルパイを作った。生地が固すぎて切れず、力を入れたら粉々に砕けてしまったが……。私は小麦粉で作るセメントのパイを作ってしまったようだ。それ以来、ほとんど料理を禁じられたが、私はそれをよしとした。皿洗いをするか、終わりのない会話に耳をすませていればいいのだから。

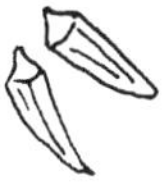

## フランスの保育園で初めての失敗

クレアの保育園が8月半ばに始まった。ソフィーの学校が始まる9月までにクレアを慣らす計画だったが、クレアは慣れなかった。特に食べることが全くうまくいかなかった。ほかのフランス人の子どものように、施設内で作られる新鮮な3品のコースランチを食べる予定だったが、当時のクレアの食生活は、アメリカのほとんどの赤ちゃんと同じで、大部分は穀物類（クレアの場合、バタートーストとクラッカー）が占めた。にんじんや豆類など野菜類を与えようと挑戦したものの、失敗に終わっていた。「これが普通」と私は思っていたが、保育園のスタッフの考えは違った。

それは私のたくさんの「食」に関する失敗のうち、初めての失敗、ビーツ・ピューレのエピソードから始まった。8月の最終週に保育園の保護者会に招待された。午後4時半に到着した時は、スタッフがエレガントなamuse-bouches《アミューズ・ブーシュ》（お口の楽しみに、という意味のおつまみ）を持ってにこやかに出迎えてくれた。トレイには、カラフルなディップがのったパイ生地のペストリーが並んでいた。鮮やかなピンク、ライトグリーン、クリーム色。なんて想像力に富んでいて、なんてフランスらしい！　カナダの保育園で出されがちなポテトチップスやホットドッグの光景が頭をよぎった。

アメリカのディナー時間が近づいてきて、空腹を感じてきた（義理の両親の反対にもかかわらず、私たちはまだ5時半に夕食をとることに固執していた）ので、スタッフにもごもごとフランス語で謝辞を述べながら、試食しようとした。しかしトレイを持った女性は眉をひそめた。私は、もう一度ゆっくりと繰り返してみた。だけど、彼女の不快感は深まった。どうしてだろう、と思いながら、周りを見渡すと、ほかの家族は、子どもたちに与えていたのだ。

繊細に作られていたが、大人用ではなかった。「それは子ども用だよ」と夫がささやき、「ビーツ、ブロッコリー、カリフラワーの野菜ピューレを子どもたちに味見させるためのものだ」と、説明してくれた。**伝統的なフランスのgoûter《グテ》（おやつ）で、子どもたちはこれくらいの時間に食べる。大人たちは7時半や8時の伝統的なフランスのディナー時間まで我慢を求められる。フランス人にとって、今は子どものおやつの時間で、大人が食べる時間ではないのは明らかだった。**

## フランス人は食への愛を語る

気まずく思いながら、指についたパンくずをぬぐい、周りのにこにこ顔の赤ちゃんを見回した。何人かはまだ歯も生えていないのに、カナダでは洗練されたカクテルパーティーに出てきそうなものを食べていた。親たちは子どもが喜んで食べる様子を見守りながら小声で話していた。

子どもたちは何の食べ物が好きで、何を好きになろうとしているか、というのが私の周りでの主な会話の内容だった。あとでわかったことだが、それは日常的な話題だった。フランス人の親は、多くの時間を食べ物について話し合い、子どもの食習慣も例外ではなかった。でもそれは、カナダであったような不安や心配ごとについてではなかった。**むしろ、フランス人の親は食への愛について語り、レシピや新しい物の食べさせ方の情報などを交換し合っていた。**

だけど、私はペストリーを勧められたクレアが心配で周囲の会話に集中できなかった。野菜を出すといつも歯をくいしばるので、一番好きそうなピンクのものを一つクレアに食べさせてみた。ペストリーを受け取り、クレアはにこっとしたが、ビーツ・ピューレが口に入ると、身を縮め、吐き出した。**「心配しないで。そのうち好きになるから」と言われ、トレイは静かに下げられた。**そして2、3週間後にその通りになった。その時、これは娘にとって初めてのフランスの教育だと思った。私にとってもそうであったことに気づいたのはずっとあとだった。

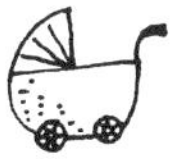

## 小さな子どもでも食べこぼさない

**クレアの園生活でのもう一つの驚きは、子どもたちの食べ方がきれいなことだった。事実これは、フランスの子どもたちの食習慣で発見した一番の特徴だった。**16人の赤ちゃんがカトラリーを使って上手に食べ、昼食後にシミ一つ、つけないで現れた時は驚きだった。子どもたちは食べ物で遊ぶことは絶対に許されなかった。ボウルに突っ込んだ小さな指は、優しく、しかしきっぱりとボウルから出された。そして、穏やかに、しかし毅然とお皿が下げられる。メッセージははっきりしている。**「正しいマナーで食べられないのであれば（それがたとえ赤ちゃんでも）食べるのをやめる」というものだ。**

それは私の長女ソフィーの育ち方と対照的だった。ソフィーは赤ちゃんの時、ハイチェアーも、床も、壁も、髪の毛までもが食べ物まみれになっていた。私は、あきらめていて、「小さな子どもでもきれいに食べられるのよ」という義母の主張を信用しなかった。私が読んでいた育児書には「子どもは食べ物と遊ぶことが必要だ」と書いてあった。それをきれいにするのが私の仕事だったのだ。

だけど、フランスの保育園のやり方を見て、義母は正しく、食事後の10分間の掃除は不要だったかもしれないと気づき、私はフランス式に従ってみることにした。家では、クレアに手づかみで食べることを許さず、食べくずがお皿に落ちる位置に体を持っていくように教えた。**いつもナプキンを持たせ（大人は常に雑巾を用意）、食べこぼしをすぐに拭けるようにした。きれいに食べたらほめるように心がけた。**これはうまくいき、クレアは姉よりきれいな食べ方になった。

きれいな食べ方はクレアがフランスに慣れる手助けとなった。**フランス人の両親にとって、食べ**

物を大切することは国のアイデンティティと同じで、子どもたちにほかに選択肢のない考えとして教える。どんな状況でも、きちんとしつけられた子どもは食べ物で遊んだりしない、と教えられて育つ。食べ物で遊ぶなんて見たこともないから、子どもは、そのことを疑わない。

## 食べ物を栄養摂取のため以外に利用しない

**また、フランスの子どもは食べ物をごほうびとして見なすことを教わらない。**そのルールを痛い目にあって学んだ。フランスに来たばかりの頃、地元の食料品店でレジを待っていた時に、お店で行儀よくしていたごほうびに娘にクッキーをあげた。「そんなことしたら、お腹いっぱいになっちゃうわよ！」レジ係の女性が大きな声で言った。「子どもに食べ物のごほうびをあげていると肥満へ一直線よ」並んでいたお母さんも厳しい表情で言った。列にいたそのほかのお母さんたちもそれに賛成してうなずいた。私は車に走り込み、腹を立てたまま家に帰り、娘のスナック菓子の入った箱を全部ゴミ箱に捨てた。だけどその日の夜遅く、全部のお菓子をゴミ箱から取り出した。お菓子なしで、明日から一体どうすればいいの？

「スーパーマーケット事件」（と名づけた）は、私に重大な影響を及ぼした。フランス人から見たら、私は食べ物に関する過ちをいくつも犯しているらしい。それらを、ルール２としてまとめた。

French Food Rule 2

## 食べ物に感情を持ち込まない

**食べ物はおしゃぶりではないし、気晴らしに使うものではないし、おもちゃ、賄賂《わいろ》、ごほうびやしつけの代わりではない。**フランス人にとってはあまりに当然のルールなので、言葉に出されることはない。だけど私にとって、最初は理解不能なルールだった。受け入れるためには、今までの方針を捨てる必要があった。

食べ物はおしゃぶり代わりだった。子どもたちが騒ぎだした時、疲れた時、泣いている時、あと少しだけ電話で話していたい時に子どもたちに与えていた。これは陥りやすい罠だ。**子どもたちは、泣くと食べ物がもらえると学ぶ。**忙しかったり、信念がなかったりする両親たちの子どもを、「子どもが泣く→早く食べ物がもらえる」というパブロフの犬反応に導くだけだ。忙しい時や時間に遅れている時にありがちな光景だ。**だけど、間食のお菓子などがお腹を占領して、もっと栄養のあるものを食べる食事の時にはほとんど食欲がなくなっている、という危険をもたらす。**

多くの親にとって、食べ物はありがたい気晴らしの材料だ。お腹を空かしているわけではなくても、子どもたちがたいくつそうにしていると、食料棚をあけて何か食べる物はないか、と探してしまう。「クッキーでも食べる？」と私は娘に声をかける。だけど、**フランス人は不規則な間食は、あとあと直しづらい衝動的な食生活の習慣をうながす、と考えている。**彼らは、子どもたちを料理のためにキッチンに入れるのは大好きだが（そして、特別なクッキング体験を用意したりするが）、その体験も食事時間に沿って計画される。

## アメリカ人はしつけに食べ物を利用する

アメリカでは食べ物をしつけに使うこともある。親たちは罰として食べ物をおあずけにしたり、行いをよくするために食べ物を使ったりする。「妹への意地悪をやめないと夕ごはん抜きで寝ることになるわよ！」。逆に言うと、食べ物は賄賂の材料でもあった。「これをやったらアイスクリームをあげるわ」。最悪なことに食べ物はごほうびになっている。ソフィーの保育園の先生は、キャンディをよい行いのごほうびにしていた。**ルール2の通り、フランス人の親は、食べ物を罰やごほうびに使わない。食べ物を感情的なものと結びつけてしまっていると、その後も食べることに感情を持ち込むようになると信じているからだ。**アメリカやフランスでの研究でも、それは規則正しい食生活の形成の妨げになるだけでなく、摂食障害のリスクも増加させるなどよくない結果をもたらすことが裏づけられている。

たぶん、アメリカとフランスの親の一番の違いは、食べ物で遊ぶことに対する姿勢だろう。ソフィーが生まれた時に私が読んだ育児書には、子どもが食べ物で遊ぶのを親が大目に見ることを勧めていた。私は忍耐強く、ハイチェアーとその周りをビニールシートで覆い、ソフィーのなすがままにさせておいた（これは義母が、私を無責任な親と確信する行為の一つだった）。

フランスに来たばかりの頃、私も食べ物をごほうびや賄賂、気晴らしやしつけ代わりに使っていた。子どもたちは疲れると、何か食べていた。怒っても食べていた。フランス人の子どもはそんなことをしない。そのように教え込まれていないのだ。**フランスの子どもは、親と同じように、栄養摂取とは関係のない理由では食べない。食べ物に対して深い尊敬の念を持って接するのだ。**

## テーブルセッティングを大切にする

フランスの子どもたちは早い時期から手の込んだ食事の機会にふれ、両親たちはそのような機会を大切にすることを子どもたちにも期待する。大切にする態度は、毎日の食事にも持ち越され、少しセレモニー的な感覚を持つ。**フランス人は決して、テーブルクロスを敷かないまま食べ始めない。1日で最も大切な時のために、適切なものをテーブルに着せて、尊厳を持たせるのだ。**テーブルセッティングは、食べることは社会的なことであり、テーブルの周りで正しく行われなければならない、という信念が持たれているフランスの食事の、儀式的かつ美学的な面を表している。

　このようにテーブルを準備するのは古くさく感じるかもしれない。だけど、この方法は、子どもたちに驚くべき効果をもたらした。子どもたちは見知らぬ場所に通されたように反応し、即座に最高の行儀のよさを見せてくれた。フランス人がどのように食べているかというルールに対する意識を高める効果があったのだ。**立って食べない、車の中で食べない、移動の途中で食べない、テーブル以外では決して食べない。食べ物は、全員がテーブルについたときにのみ出されるものだ。**「テーブルにつきなさい！」と召喚するとフランスの子どもは走ってくる。食事が全員に出され、食事の始まりの「Bon appétit!《ボナペティ》」（どうぞ召し上がれ）という言葉がかけられるまで全員で待つ。子どもたちはいつも両親たちと一緒に食事をして、習慣が染み込む。**食べることは、毎回の食事でさえ大事な行事のように扱われる。フランス人は、誰かと一緒にいる時は、決して一人きりで食事をしない。フランスの食べ物はとても美味しいので、食事は楽しみになる。**

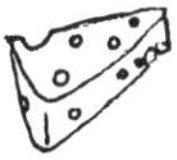

## フランスの食べ物は美味しい

　フランスの食べ物は、シンプルなものでさえ美味しい。クレアが初めて食べたヨーグルトは、地元のスーパーマーケットで買った、フランスではごく普通のものだったが、クレアにとっては忘れられない体験となった。ナチュラルな黄土色のクレイポットに入った、ルノワールの乳絞りの女が描かれている金の紙で蓋をされたヨーグルトは、まるで魅力的なクリスマスプレゼントのようだった。クレアは、蓋をはがして、容器にスプーンを入れて最初のひと口を食べると、夢中になり、すっかり空になるまで顔をあげなかった。クリーミーでリッチ、さわやかで苦味がないフランスのヨーグルトはとにかく美味しい。そして、フランスで食べるほとんどの食べ物も同様に美味しい。フランスの子どもはどう感じているのだろう。食べ物は素晴らしく、大切な機会として出され、食卓は社交の場なので楽しい。両親と子どもたちがリラックスしてテーブルにつき、食べ物だけでなく、お互いを楽しむ。子どもたちにとって、確実な食育となる。

**フランス人の親は、食育をみんなが学ぶべき教育だと考えている。フランス文化の中心だから、社会に適応するためには、子どもたちはフランス式の食事方法を学ばなければならないのだ。**フランスの子どもにとって食事のルールを学ぶことは、必ず通らなければならない儀式で、社会で生きていくための必須条件なのだ。

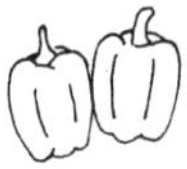

## marché《マルシェ》（市場）は効率的!?

フランスに着いたばかりの頃は、車で30分ほどで着く、最も近い大きな街の食料品店で買い物していた。そこは、カートでぐるぐる店内を回るという慣れた方法で気楽だったが、通路はがらんとしていて、何か人工的でさびしかったので、2、3週間後には1週間に2回ほど村の中心にある教会前の石畳の広場で開かれるマルシェの熱心な訪問者になっていた。

最初は、マルシェで買い物をするのに抵抗があった。家族で買い物するには信じられないくらい非効率な場所だった。**それでも義母はすべてのものをマルシェで買っていた。**ジャニーヌの典型的な買い物は、八百屋、果物屋、チーズ屋、パン屋、魚屋、肉屋、はちみつ屋（はちみつだけを売っているお店があるのだ）だった。それぞれのお店で、3分から5分ほど過ごし、7、8店を回った。どのお店でも店員は客にほがらかにあいさつをして、じっくりと商品を選んでくれ、注意深くそれらを包み、ゆっくりとおつりを数える。信じられないくらいムダな時間に思えた。私は列で待っているとイライラして、不機嫌な表情になり、何でも届けてくれるバンクーバーのネットストアが懐かしくなった。

マルシェで買い物するのはなんて非効率なの、と最初は愚痴をこぼしていた。4人の1週間分の食糧を買うと、重いpaniers《パニエ》（わらで編んだかご。食料品店でビニール製の袋を使うことはフランスでは禁止されており、スーパーマーケットでも使われる）を運ばなければならない。正午ぐらいにマルシェが終わるまで、村の中心に車が入れないので、家まで長時間歩いて帰ることになる。最初の頃は、ぎっしり詰まったパニエを持ちながら、丘にある自宅まで息切れしながら悪戦苦闘していた。白髪の義母がカートつきのバッグで元気に歩いて私を抜かすのにちょっと困惑しながら……。
だけど、重い荷物を運ぶのは、私に間違いなく必要なエクササイズになった。フランス人女性はエクササイズなどしない（重い食料品を持ち運ぶので十分なのだろう）。ジャニーヌは、買う量を減らして、頻繁《ひんぱん》に買い物をするように助言してくれた。

その上、マルシェで食糧を買うとほかにもいいことがあった。「ぴったりの瞬間に購入できるから、食べ物がフレッシュなのよ」と、ジャニーヌが説明してくれたことで、私は、イライラの原因だったマルシェの慣習が大好きになった。フルーツや野菜を見ていると、店員が「いつ食べたいの？」と聞く。「明日のランチよ」または「土曜日のディナーに」など、日にちだけでなく、どの食事で食べるかまで答えるのだ。店員は、完璧なアボカド（メロン、トマト、パイナップルなど）が見つかるまで綿密に探すが、客は決して商品に触ってはいけない。長い列の必然性がはっきりしてきた。もしこの慎重さで全ての食事が計画され、食材が選ばれたら、時間がかかっても全く不思議ではない。

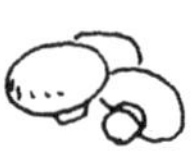

## マルシェの待ち時間は社交の場

だけど、人々が長いたくさんの列を好む理由はほかにもあった。**そこは村の社交の中心だったの**

だ。村の人はカフェでおしゃべりを楽しんだりしない（何回か村の人から冷たい目で見られて、私はそのことに気づいた）。どこで人々は交流しているのだろう、と最初は不思議に思っていたが、**人々が店から店に素早く移動しながら作るマルシェの行列が、ブルターニュの人々がおしゃべりするほとんど唯一の機会であることを発見した。**急いでいる時は、混雑する前に早めに来て、数分で買い物を終えればいい。おしゃべりをしたい場合は、みんな遅めに来るのだ。

おしゃべりからたくさんのことを学べるので、夏の終わり頃には、私も遅めにマルシェに来るようになった。会話は目の前にある食べ物に関することが多かった。「今週のにんにくの育ちはどう？」「地元産のサバはなんで今年はこんなに小さいのかしら？」。1週間に2回のマルシェ通いで、少しずつ地元の食文化がわかってきた。一か所でこんなに様々な食べ物が入手可能だなんて想像もしていなかった。そして、たくさんの新しい味に出合った。牡蠣、ムール貝（すぐに私の大好物になった！ 白ワインと少量のパセリでシンプルに調理）、シードル（ブルターニュの有名なアップルサイダー）などだ。

少しずつ、**食べ物について聞くことが、素晴らしい会話のきっかけになることを学んだ。**会話を始める最適な方法は、無邪気に「この野菜はどうお料理すればいいのかしら？」と聞くことなのだ（あるいは「あの野菜は何かしら？」と聞く）。そうすると、レシピや調理時間、合うスパイスなどの答えがコーラスのように折り重なって返ってくる。あっという間に会話が弾む。

地元の漁師さんは、最初の頃から味方になってくれた一人だった。夜明け前に漁から戻ってくるので、8時半にマルシェが開く頃には起きてから何時間も経っているはずなのに、尽きることのないエネルギーにあふれ、子どもたちにとても優しかった。「ベビーちゃんのために！」とにこやかに話しかけながら、注意深く目の前の魚をおろしてくれる。

**マルシェは娘たちにとっても教育の場だった。**最初の頃は、「汚い」店に行くのは子どもと一緒の時は敬遠していた。毛皮がまだ残っているうさぎなどがつるされている肉屋は行かなかった。魚の頭を切り、はらわたを処理し、うろこを落としている魚屋にも私は神経質になった。なので、たいていの場合は義父に子どもを預けて、こういうお店を回った。

だけど義父のジョーは私のこのような神経質な側面をもどかしく感じていた。ある日、ジョーはクレアを抱っこして、魚屋に連れて行った。クレアは目を見開いて、小さな指で大きな魚を指した。「Poisson《ポアソン》!」（お魚！）クレアは叫んだ。「切ってる！　切ってる！　切ってる！」と、空中で切るしぐさをしながら叫んだ。列にいたみんながクレアに目を向けた。

最後は「もぐもぐ！」と口を指さして楽し気に笑った。**娘は私よりもずっと前から、フランスでどのように人の心をつかんで友達を作ればいいか知っているようだった。**

*Chapter 3*

# お腹を教育する

## 「フランス式」の食べ方を学び始める

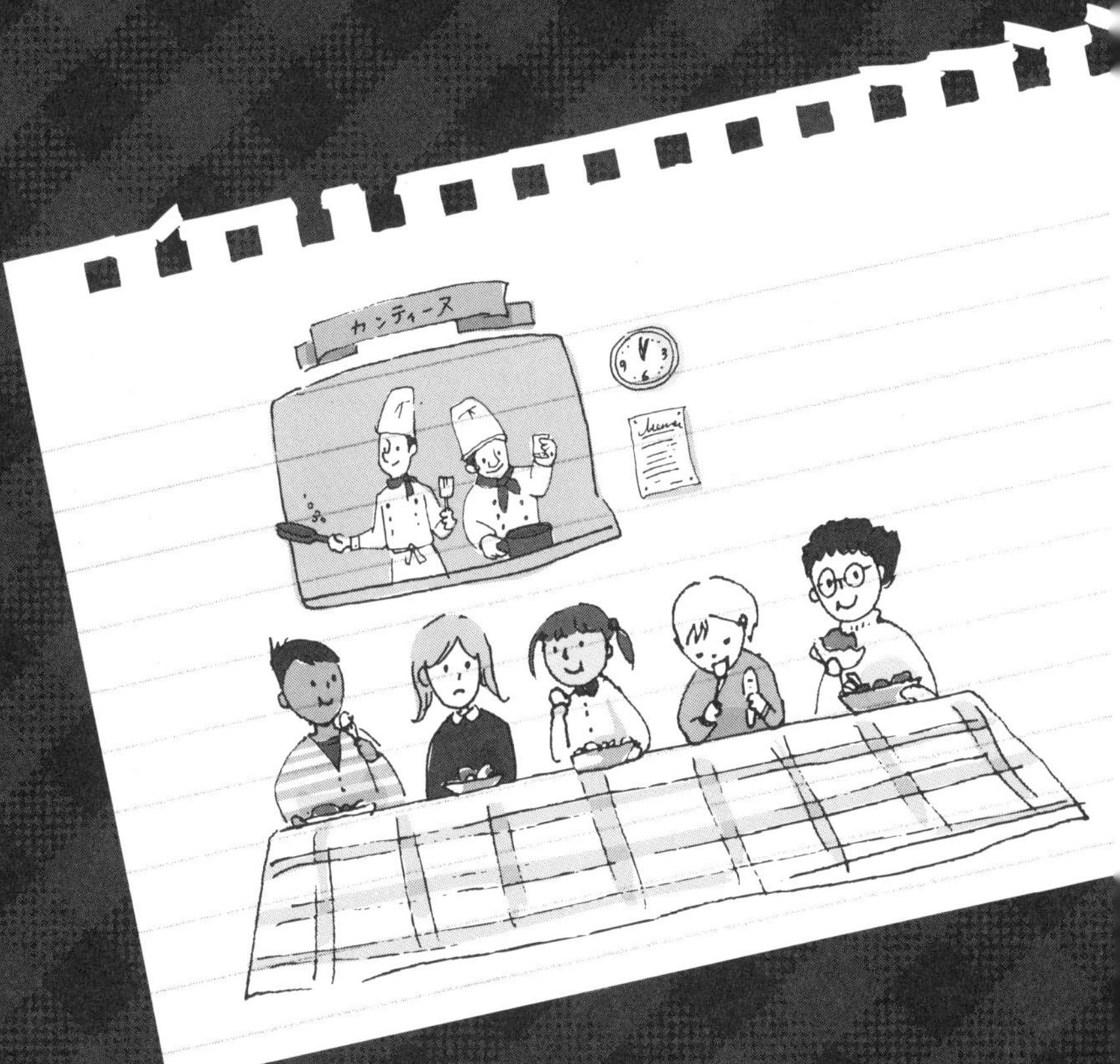

# ルールを知らないと愚か者

9月の始めになると、私たちは学校が始まるのが楽しみになっていた。同じ年頃の友達と会いたくなっていたソフィーが一番、新学期を楽しみにしていた。学校の初日、私たちは明るい気持ちで早めに学校に着いた。ソフィーは私の手をぎゅっとつかんで、そのうしろには義母が、そして姉のドレスに合わせておしゃれをしたクレアとフィリップが続いた。小さな田舎の村でさえも、フランスの子どもたちは、北アメリカの子どもたちよりもずっとおしゃれをしていることを、ジャニーヌが気づかせてくれたので、数日前にソフィーに新しい洋服を買っていた。くすんだバラ色のシャツドレスと、茶色がかった灰色のレギンスに身を包んだソフィーは、とてもかわいらしかった。

私は、村の子どもたちがアメリカからの転校生に魅せられて、友達になろうと殺到する様子を思い浮かべていた。子どもがどんな生き物かを忘れていたのだ。そして、大都市に住んでいた私は、小さな村がどんなものか知らなかったが、すぐにそれを知ることとなった。**ルールを知らなければ、村では愚か者になるだけだ。そして、ソフィーはルールを知らなかった。もちろん、私も。**

最初に、学校の正面玄関に貼られた1枚の白い紙に嫌な予感がした。私にはその内容は解読できなかった。曜日が書かれていたから、放課後スクールのリストかしら？

| | Entrée《アントレ》（前菜） | Plat principle《プラ プリンシパル》（メイン） | Salade《サラッド》/ Fromage《フロマージュ》（サラダ／フロマージュ） | Dessert《デセール》（デザート） |
|---|---|---|---|---|
| Lundi《ランディ》（月） | エメンタルチーズとクルトン添えエンダイブのサラダ | アラスカ産メルルーサのオーガニックフライドポテト添え | ブルーチーズ | ヨーグルト、アプリコットのはちみつシロップ漬け |
| Mardi《マルディ》（火） | 田舎風パテのピクルス添え | ビーフソテーグランメール・ソース味ドフィノワーズ添え | トムチーズ | フレッシュフルーツカクテル |
| Mercredi《メルクルディ》（水） | 休　校 | | | |
| Jeudi《ジュディ》（木） | ラディッシュのシーソルト味 | プロヴァンス風キッシュ | エダムチーズ | チョコレートエクレア |
| Vendredi《ヴァンドゥルディ》（金） | ビーツ・サラダボロネーゼ | ローストターキー白インゲン豆添え | 山羊のチーズ | オーガニック洋梨のコンポート |

「違うよ。これはメニューだよ」と、夫は笑いながら答えた。もう一度見てみると、夫が正しいことがわかった。水曜日がなく、それはフランスでは当たり前だということを思い出した。フランスの子どもは週に4日だけ学校に通い、水曜日はスポーツやほかの活動にあてられる。左端を見ると、フランス料理のスタンダードな4つの項目が書かれている。前菜、メイン料理、サラダとフロマージュ、そしてデザートだ。だけど、それ以外はよくわからなかった。

## cantine《カンティーヌ》（食堂）で食べなければお腹が空くだけ

これは子どもたちが学校のカンティーヌでこの1週間ランチとして食べるメニューだそうだ。**食事は、美味しく、健康的で、バラエティがあるように計画されている。そして、値段は高くない。**平均3ドル（約350円）で、収入の低い家庭の子どもはもっと安い。学校は、メニューを全ての玄関口に貼りだして、親と子どもたちにランチの内容がわかるようにしている。

カンティーヌはフランスでは一般的な施設で、学校だけでなく、政府のビルや民間の企業にもある。英語の「カフェテリア」に近いが、私の高校の湿っぽいピザや高すぎるフライドポテトが思い出されてしまう。カンティーヌを想像するいい方法は、学校のカフェテリアで栄養士の監督のもと、名門料理学校コルドンブルーで勉強中のシェフが料理を作り、母親のようなウェイターがテーブルに運んでくれる（肉が大きすぎたら、喜んで切り分けてくれる）光景を思い浮かべることだ。

フィリップとジャニーヌは、メニューにざっと目を通して、楽しそうに自分たちの好きなものについて話していたが、私は馬鹿げているように思えた。ビーツ？　新鮮な魚料理？　5歳の子の食事ではなく、ミシュランの星がつくレストランの話ではないの？

「えーと」躊躇しながら口を出した。「何か欠けている気がするわ。毎日メニューが1種類しかないじゃない」。私はいつも子どもたちが選ぶことができる、カナダの学校のカフェテリアを想像した。例えば、ストロベリーかチョコレートミルク、ピザかホットドッグなど、栄養面では疑わしかったけれど。「みんな同じものを食べるんだよ、bien sûr !《ビアンシュール》」。私はすでに夫がこの「bien sûr（もちろん）」を使う時は、フランス人にとっては当たり前のことで、私が何か社会的なへまを犯した時だということに気づいていた。

「でも、その日のメニューを好きじゃなかったらどうすればいいの？」私が聞いたこの質問を耳にして、学校の玄関近くで子どもたちの世話をしていた両親は変な目で私を見た。

「お腹が空くだけよ」とジャニーヌがイラ立たしげに答えた。

「でも、それは馬鹿げているわ」と私は言い返した。「ソフィーはランチにパスタしか食べないのよ。飢え死にしてしまうわ！」これは本当だった。私の努力にもかかわらず、ソフィーは昼食にパスタしか食べなかった。さらに、そのパスタも全く同じように作らなければならなかった。オリーブオイル（バターでは決していけない）と、大量のパルメザンチーズをかけたものだ。「**学校では、出されたものの食べ方を含めて、様々なことを学ぶのよ**」とジャニーヌが答えた（自分へのメモ→次回から、学校の初日に義母は招待しないこと）。

## カンティーヌは社交の場

私は追い詰められた。私と夫は、**「食べることはフランス文化の中心よ。ソフィーはカンティーヌで毎日ランチを食べなければ、友達を作れないわ」と言うジャニーヌの言葉でソフィーが学校でランチを食べることを既に選んでいた。**後悔しても、遅すぎる。

先生がドアの入り口で生徒を歓迎している、ソフィーの教室へ降りて行った。子どもが一人ずつ、先生のほおにキスしている長い列がゆっくりと動いていた。両親の中にも、握手する人たちもいたが、キスする人たちもいた。そしてそのあとに、夏の休暇についての会話が交わされる。2、3分後に生徒は教室の中に入り、両親は優雅に帰って行った。順番になり、先生が近づいてきた時、ソフィーはそわそわした。「Bonjour !《ボンジュール》」マダム先生が微笑みながら声をかけた。予想通り、ソフィーは頭をうなだれたまま、私の手を引っぱり、こそこそと教室に入ったので、マダムは眉をひそめた。食べ物についての心配を相談できる状況ではなかった。

1日中ソフィーが心配だった。長い1日だった。フランスの子どもは8時半から4時半まで学校にいる（そのあとも多くの子どもは6時半から7時までの放課後の「勉強時間」に残る）。そして、ソフィーのクラスメートたちは3年目なので（フランスでは2歳半で部分的に通い始め、3歳からフルタイムで通う）、カンティーヌのベテランだったが、ソフィーは違う。

授業が終わり教室から出てきたソフィーの顔が、全てを物語っていた。泣きながら私の腕にしがみついてきたので、落ち着いてから話を聞くと、1日中何も食べなかったというのだ。ソフィーによるとランチは「食べられるもの」ではなかったらしい。**カナダの保育園と違って、朝や午後のスナックはなく、手を挙げても水を飲みに行くことさえ許されなかったようだ。**

イラ立ちながら、ソフィーを早く寝かせ、明日はお弁当と水筒を持って早い時間に行き、教師に強めに頼もうと心を決めた。言う言葉は慎重に考えた。「ソフィーは新しい文化になじむのが大変なのです。カナダでは、授業中であっても好きな時に水を飲めます。もう少し慣れるまで、お弁当を持たせてもいいでしょうか？」

翌日、フィリップにソフィーの世話を任せて、先生と話すために30分早く家を出た。しかし、マダムは、疑わしい目でソフィーのランチバッグを見て、においを嗅いだ。「私はクラス全体を見ています。誰かに何か特別の許可を与えることはできません」。自分を抑えきれなくなって、私は思わず心配を口走った。「ソフィーはほかの子どもと違うという理由でいじめられませんか？ ずっとお腹が空いて、のどが渇いていたら、一体ソフィーはどうやって勉強すればいいのでしょう？」私の心配顔を見て、マダムは態度を和らげ、「カンティーヌを見てみましょう」と誘ってくれた。

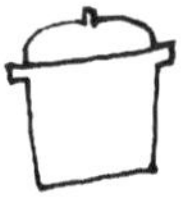

## スクールシェフはカンティーヌの主《あるじ》

最初に入ったのはキッチンで、もうシェフが仕事をしていた。「食事は全て手作りです」と、まな板に並んだ野菜を指さしながら、シェフは誇らしげに話した。できるだけ地元の食材を買うようにしているそうだ。そして、政府は２０１２年までに20％の食材をオーガニックにするよう求める計画をしている、と話した。**よい食べ物は、お金をたくさん使わなくても手に入り、シンプルで、安価で美味しい、ということを話してくれた**ので、私は感心したようにうなずきながら聞いた。

スクールシェフの役割を理解するためには、**フランス人はランチを最も大切な食事と考えていて、子どもたちは1日に必要なカロリーの40％をランチでとることを知っておかなければいけない。**フランスの学校では自動販売機は禁止されているので、カンティーヌでしか食べ物は手に入らない。ほとんどの学校で子どもたちは学校が用意する食事を食べ、重いアレルギー体質の子ども以外は、お弁当が許されていないので、カンティーヌは6百万人のフランスの生徒の大半が毎日ランチを食べる場所なのだ。ソフィーの学校では、シェフは誰もが認めるカンティーヌの主で、ランチタイムには、料理はどうだったかを子どもたちに聞いて回る。

## 周りが食べるので、自然と食べる

シェフにお礼を言って、ダイニングエリアに行った。マダムは誇らしげにナプキンとテーブルクロスを指して（小さな村の学校では、大きな出費！）、教師たちが別室で食事をしている間に、専門のスタッフが、子どもたちに厳しくマナーをしつけ、世話をすることを話した。陶器のお皿に、キッズサイズのカトラリーが几帳面に並べられている。自分の家の状況と比べて、とても感心した。マダムによると、これはフランスの学校の平均的な姿だという。**「政府の法令に従って、子どもたちは少なくとも30分はテーブルで過ごすので、順序は大切です」**と先生は続ける。カナダのもっと大きな子どもたちが10分間でガツガツ食べていたのが思い浮かんだが、何も口にしなかった。「フランスの学校では、食事時間は社交の時間でもあります。リラックスした環境で、新しい食べ物を喜んで味わうのです。みんなで同じ物を食べることは、多様化する子どもの食の状況下で大切なことです。みんなと一緒に食べることで、家では嫌がるものも、味わって食べます（仲間によって行動が誘発されるのは、アメリカの研究でも確認されている）。フランスのシステムは、仲間内のプレッシャーを利用した、完成された食の多様化プログラムです。3百人の生徒が見ている中で、食べ物のことで大騒ぎできますか？」

「教師も、子どもの食育に重要な役割を担っています」。廊下から出口まで歩きながら、先生の説明は続く。**「私たちには3つのゴールがあります。一つめは、子どもたちの健康と学業のサポートのために、栄養価の高い食事を出すこと。2つめは味覚を育て、健康的で、バラエティに富んだ食べ物を食べるように励まし、食育を行うこと。3つめは、食生活をしつけ、いつ、どこで、どのように、何を、そしてなぜ食べるのかを理解して、健康的な食習慣を確立することです」**

この時点で、私は何も意見を口にしなかった。先生のポリシーは信じがたいほど厳格で、ソフィーにうまく作用するとは思えなかった。

「出される食べ物は教育省によって、ルールが決められています。野菜は毎食出します。生の翌日は加熱して。フライは、週に1回以内。フレッシュな魚は週1回以上。デザートはフルーツが最低2回に1回、砂糖を使ったデザートは週に1回のみ。ルールは、1回の食事でとるべき栄養素の量まで定めています（上質タンパク質は11g、カルシウム220mg、鉄分2・8mgなど）」

食事計画は栄養士と親のボランティア組織によって監督されている。親たちは、子どもが何を食べているのかということに、強い興味を持っている。それについてはもう驚かない。親は教室から出てくる子どもに、**「今日は学校で何をしたの？」ではなく、「ランチに何を食べたの？」と聞くのだから。**

あとでわかったことだが、**フランスの親は、一般的に（北アメリカの親と比べて）幼い子どもの知的な発達を急がせようとはしない。**フラッシュカード、幼児のバイオリン教室、ベイビー・アインシュタインの類《たぐい》はない。実際、フランスの親は、アメリカの親が自分たちの子どもに早期教育を受けさせる熱心さは理解できないそうだ。「フラッシュカード？ 冗談じゃないの？」フランス人は、正規の学校教育（私が知っている限りでは北アメリカより進んでいる）に力を注いでいるが、読み書きなどは、先生に任せるのがベストだと考えている。その代わり、**親は幼い子どもが学ぶべきこと、「どのように、食べ物を味わい、楽しむか」に集中する。**フランスの親が、ほかの親にする典型的な質問は「それで、お子さんは何を食べるのが好きなの？」というものだ。聞かれた方は誇らしげに「何でも少しずつ食べるわ」と答えるだろう。

この目で見た通り、フランスの親たちはいろいろな食べ物を食べることを重視している。マダムが言っていたことは腑に落ちた。**だけど、教室での食育のために学校がこれほどまでに積極的な役割を担っているとは思っていなかった。マダムによると、食育は正規の授業で行われる。**

## 国をあげた食のイベント「味覚週間」

マダムの話はフランス中の学校で10月に行われる「La《ラ》 Semaine《スメーヌ》 du《デュ》 Goût《グ》（味覚週間）」に移った。

その週には、トップレストランのセレブ・シェフが学校を訪ねて料理をして、それを味わい、ジョークを交えて話をして、子どもたちを魅了する。その様子がネット上の動画で公開され、時には国中の話題になる。もう少し慎ましいものは、地元のコックや、パン屋、肉屋、チーズの作り手や様々な食べ物の愛好家が学校や大学を訪問し、「本物のフルーツジュース・ワークショップ」などの講座を提供する。前年はフランス中でこのような講座が5千以上開かれたようだ。

「生徒への食育はこれだけではありません」と先生は続ける。**健康的に、そして賢く食べることを教え、そして「味覚の蕾《つぼみ》を目覚めさせる」ために手厚いケアが行われる。**学校はフランスの味覚研究所が開発した教育方法に従い、毎年、先生たちは子どもに「自分自身を知って、それを言葉にする」スキルを伸ばすように教える。食べるという経験が、味覚、視覚、嗅覚、触覚、聴覚から成り立っている、ということを学びながら、五感を使って食べ物を探索するのだ。

フランスではよく知られている、この「味覚のトレーニング」はたくさんの楽しいゲームによって行われる。ソフィーの年齢で好んで行われるものは、子どもたちがフレッシュな野菜と果物がつまった袋の穴に手を入れて、中を見る前に何が入っているかを言葉にするゲームだ。ほかの授業では、子どもたちは様々な細かく切った食べ物がのっているトレイを渡され、辛い、甘い、すっぱい、苦いなどに分類する。そのあとで、目隠しをしたまま味わって、言葉で表現し、その食べ物が何かを答えるのだ。**子どもたちが五感をフルに使って、感覚で食べ物を味わう力を伸ばすことを目的に**

**している。**これらのゲームはソフィーも気に入るかもしれない、と私は思った。

先生はますます情熱的に「五感を使う喜び」と食習慣の大切さについてのフランスの研究を持ち出してきた。「学校ではその研究結果をカリキュラムに取り入れています。授業では、食べ物についてよく考えて、その考えと気持ちを発表します。そうすると、子どもたちは食べ物に対する考え方がより豊かになるのです。例えばアボカドのような一つの食材を4、5通りの調理法で提供すると、料理の新しい側面と自分の感覚を感じるスキルを学べます」

授業は「味覚の1週間」のグランドフィナーレ、お祝いの食事であるrepas《ルパ》 de《ドゥ》 fête《フェット》で終わる。「生徒たちはみんなこの過程を一緒に体験します。だからソフィーも同じように学校の食事で楽しい時間を過ごすわ」と、先生は勝ち誇ったように言った。確かに素晴らしい話に聞こえたけれど、これでソフィーがビーツ・サラダへの考えを変えるとは思えなかった。

## 子どもの食の問題は親が原因？

私は、薄氷の上に立っている気持ちになりながら、勇気を出して言ってみた。「素晴らしい話に聞こえますが、ソフィーにとってうまくいくとは思えないのです。お腹が空いていたら、勉強に集中できません。1日に2回はおやつが必要です。それに、カンティーヌでの食事をうまく食べられるとは思えません。お弁当を持ってきてはいけませんか？　せめておやつだけでも……」

「だめです」と、きっぱりとした答えが返ってきて、交渉の余地がないことは明らかだった。**「スナック菓子は栄養的に悪く、子どもの勉強を助けません。全ての生徒に健康的な食習慣を教えることが私の仕事です」。先生にとって、フランス式を学ぶことは絶対だった。**

私の納得いかない表情を見て、先生はさらに続けた。「1年を通してソフィーは食べ物に関して、楽しい考えを学んでいくわ」先生は約束した。「子どもたちは、自分たちの野菜を校庭の隣の土地で育てます。歩いて5分の場所にある、地元のマルシェに社会見学にも行きます。食べ物の勉強をほかの科目でも行い、例えば理科の時間にかたつむりについて勉強します」と話しながら、先生は「かたつむり」と聞いた時の私の反応に気づいたようだ。何か質問はないか、と尋ねたあとに、スクールカウンセラーに会ったほうがいいかもしれない、と提案した。私は驚き、凍りついた。「ソフィーはカウンセラーに相談するには幼すぎませんか？」。**沈黙のあと、「カウンセラーはお母さんにです」とマダムは答え、背を向けて登校する生徒へのあいさつに向かった。**

ソフィーを連れて学校に到着した夫にこのことを話すと笑いながら、「フランス人は食べ物について心配することがないからね。そして、**多くの人は子どもの食の問題は、親に原因がある、と信じているから」**と話した。私は侮辱されたように感じた。ソフィーの食習慣は私のせいだというの？　夫がそう考えていることがわかり、私たちはフランスに来てから初めて大げんかした。

「私は心配していないわ。ただ、ソフィーを守ってあげたいだけよ」と、私は夫に告げた。

「何から？」と夫に返されて、どう答えればいいのか、わからなかった。

## フランスの食育は民主的

ベルが鳴ると、ソフィーをうしろに引き連れて、生徒たちは教室に流れ込んでいった。私は、ソフィーのお弁当を持ったまま、どうすればいいのかわからず取り残された。答えは何もなかった。できるだけ早く順応しなければならないソフィーに、特別扱いは許されなかった。学校の目的は、私ではなく、ソフィーを教育することだ。誰も、ソフィーやその親に合わせてはくれない。心配症の外国人の親に対しても。私は居心地悪く感じたが、**フランスの学校は両親を居心地よくさせることに関心はなかった。厳格な教育モデルを持っている。**

「どうしてフランスの教育はそんなに厳格なの？」後日私は夫に尋ねた。

「君は僕がどうして二度と戻らない決心で、フランスを去ったと思うのかい？」それが夫の答えだった。確かにそうだった。夫はフランス社会の規則や決まり事になじめなかったのだ。

夫は、それでもフランスの教育システムのいい点を挙げた。**食育を義務とすることで、フランス政府は健康的な食をエリート層以外にも保証している、ということだ。**食と栄養についての教育が義務でない国では、高学歴で裕福な家庭の子どもたちがより健康的な食生活をしている傾向がある。それに比べて、農家、漁師、工場労働者などいろいろな家庭の子どもがいるこの村の学校では、子どもが家庭で学ぶことをサポートして、全ての子どもに、よい食生活を送ることを教える使命を持っている。アメリカより、税金の優遇措置、電車代など様々なものの減額、保育施設や放課後施設の補助など、低所得の親に対する補助も厚い。フランス政府は、人々の立ち位置を同じにするアプローチをとっているのだ。

**つまり、ほかの多くのものと同じように、よい食べ物はフランスでは民主化されている。その結果、アメリカよりずっと所得差による味の違いは小さい。**フィリップの家族がいい例だ。ジャニーヌはとても質素な家の出身だ。ジャニーヌもジョーも16歳までしか学校に行っていないのに、どんな5つ星レストランでも正しい作法で食事ができるだろう。先生が話していた、食育は子どもを社会的に平等にする営みだ、というのも理にかなっている。**適正な食べ物を全ての子どもたちに提供し、正しい食べ方を教えることはフランス人にとって、国のモットーである、自由、平等、博愛の精神の大切な表現の形なのだ。**

全ての子どもが参加しなければならない、という先生の態度も合理的に思えた。「味覚トレーニング」はフランスの子どもにとっては、学校で全員がよい食べ物、よい味にふれる機会で、「市民権を得るためのトレーニング」なのだ。学校で食べることは、市民権を得るための儀式で、ソフィーは参加しないと、社会的な立場に（そしてやがて職業的な立場に）影響する。

そして何よりも、ソフィーは豊かな学びを得るだろう。**フランスの子どもたちは食べ物との関わりで、自分たちの感覚や、体の声に耳をかたむける。**食べ物は科学の教材となるが、それ以上に子どもたちは家や学校で何を食べているかを通して、自分自身や家庭生活について考えることを学ぶ。この過程を説明する、「味覚のめざめ」という言葉が大げさに思えなくなった。子どもたちは食べることだけを学んでいるのではない。**好奇心を持つこと、よく考えることを学ぶ。そして、栄養についての学ぶだけでなく、批評的に食べ物を判断する力を発達させることが奨励される。**これは前途有望に思えたので、自分の気持ちはともかく、私は、優しく、しかしきっぱりと、ソフィーにカンティーヌでのランチを続けるように伝えた。

予想通り、ソフィーの最初の1週間の反応はひどいものだった。毎朝、起き抜けの顔で口に出す最初の言葉は、絶望した泣き声とともに「ママ、学校に行きたくない！」というものだった。無理やり学校に行かせて、涙を止めさせた。ソフィーはまだ幼いのだ。これがどれくらいのストレスになっているのかわからなかった（後日、なぜそのように苦労していたか気がついた。ソフィーはフランス語を話すが、フランス人ではない。バイリンガルだけど、バイカルチュアルではなく、北アメリカ育ちだったため、フランス式の教育経験のなさに苦しんでいた）。

その結果、何か月もフラストレーションがたまることになった。ほかの親の冷たい視線の中、毎朝教室前で、ソフィーは私の腕の中ですすり泣いた。「あなたのためにならない学校には入れないわ」と、私は言ったけれど、心の中ではこれが本当に正しいかどうかわからなかった。

私とソフィーにとって、最も難題だったのは、学校の時間割の中で、食べていい時間が決まっていたことだった。**フランスの親は、食事時間を厳守することによって、子どもが食べ物に接する時間をコントロールしていた。彼らは、子どもや、幼児、赤ちゃんにでさえそうした。食べ物は要求によって出されるものではなく、大人が「出すべき」と判断した時に出される。**これは子どもの食をコントロールしたい、という独裁的な欲望ではない。フランス人は、食事時間を計画的に配置することによって、バランスのとれた食習慣となり、健康的な消化システムをもたらすと考えているのだ。私は、これを次のルールにまとめた。

## French Food Rule 3
## 親が食事時間とメニューを決める

**子どもは大人が食べるものを食べる。代わりのものはなしで、インスタント料理もなし。**この論理はわかったけれど、これが自分たちの子どもにうまく作用するとは思えなかった。実際、これは私の子どもたちがうまく適応できなかった最も難しいルールのうちの一つだった。

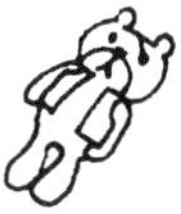

## 保育園でもゆったりと食事を楽しむ

ある日、私は昼前にクレアの保育園に着いた。しかし私がクレアを早く迎えに行って医者に連れて行くことを、クレアを送った夫は保育園のスタッフに伝えるのを忘れていた。ドアを開けると、クレアが真っ赤な顔をして教室の真ん中に立っていた。口を「O」の字に開けていたが、それは泣く前を示していた。その通り、すぐにクレアはその場で泣き出した。あまりに怒っていて、私がドアのところに立っているのも気づいていなかった。怒りに包まれたクレアの視線は、食事中の子どもとその世話をしているスタッフに向けられていた。

**４人の乳幼児が低めのハイチェアーに座らされて、きちんと並んでいた。一人の子どもに一人、合計４人のスタッフが子どもと向かい合わせに座っている。**どの女性もエプロン、トレイ、お皿、スプーン、そして笑顔を携えている。そして全員かたくなにクレアを無視している。「クレアはお腹を空かしているけれど、順番を待つことを学んでいるのよ」ボウルからゆっくりと最後のピューレをすくいながら、一人の女性が答えた。クレアはお腹が空いて泣いていたのだ。口に何か詰め込んであげたい、という衝動を抑えて、クレアを膝の上に座らせて待った。「何か食べさせてもらうまで、ここを離れない！」と、私は医者の予約もすっかり忘れた。

クレアが（そして私も）落ち着きを取り戻してもなお、食事は静かに続いていた。**子どもたちは伝統的な4皿のコースを出されていた。前菜、メイン、フロマージュ、そしてデザート。**それぞれの量は相対的に少ない。子どもたちは、それらを食べ終わるためにがんばり、時間は十分に与えられていた。一人また一人と椅子から解放され、次の4人の子どもが座った。そして、また大人たちがそれぞれの前に座り、ゆっくりと微笑みながら、食事の終わりまでつき添った。保育園に16人の子どもがいることを考えると、大きな労働力を要するように思えた。**だけど、どの子も満足そうに、幸せそうな顔でテーブルを離れた。**そして、クレアでさえ、順番が来たらほかの小さな子どもたちと一緒に座り、最初のひと口が彼女のところに届けられた時には、喜んでいた。クレアは全部の小さなお皿を食べ終え、遅刻して医者に行ったあと（もちろん、医者は遅刻の理由を理解してくれて、「一日の中で最も大切な食事ですね」と微笑んだ）、長く気持ちのいいお昼寝をした。

子どもたちがテーブルに向かい、ランチバッグを開けて、10分間で食べられる量だけ食べる、クレアのいたカナダの保育園とはなんという違いだろう。ほとんどの食べ物を冷たいまま、指や手を使って食べ、毎晩大量の食べ残しを持って帰る。たとえ小さな乳幼児であっても、食事をするのは子どもたちの責任なのだ。**自分で食べる能力はアメリカでは、自立の大切なステップと見なされ、食べ物は、個人の選択と嗜好《しこう》が関係するもの、と考えられている。そのため、小さな頃から、子どもたちはたくさんの選択肢が与えられる。**実際、多くの家族が子どもにかなりの選択肢を与えている。加工食品がこれを可能にして、幼い子どもでも、食料棚からインスタント食品を取り出し、自分で電子レンジで温めている。

## 「選択」に対する考え方の違い

**選択は、個人の自主性につながる価値観なので、アメリカでは重要だ。**幼い子どもでさえ、夕食のテーブルでいろいろなことをコントロールし、献立に影響を与える。ソフィーはこれに慣れ過ぎていて、いつ、何を食べるかの選択の余地がないことに難しさを感じていた。もちろん、私もカンティーヌでの選択のなさは、気になった。出される食事は美味しく、健康的なものだが、ソフィーの拒否反応と、ソフィーの自主性が抑圧されることを心配した。

夫は、それをジョークで一蹴した。「僕の自主性は抑圧されていないよ。だって、お母さんがあんなに反対しても君と結婚したじゃないか！」。事実だった。「それに、食事が美味しかったら、何で選択が必要なんだい？」と的を射たことを聞かれ、私は答えられなかった。私は、選ぶことが自分を幸せにする、と考えていた。でもフランス人の考え方は違う。**カンティーヌは選択の余地を与えないが、結果的に子どもたちは多様な食を得る。だから、フランスの親は、子どもたちが選べないことを気にしない。まだ、選ぶには未熟過ぎる、と考えるのだ。**

そもそも、選ぶという発想についても、アメリカ人とフランス人では考え方が違う。**アメリカ人にとっては、選択肢の多さは質のよさを意味する。人をハッピーにすると思っている。しかし、フランス人にとっては選択肢の多さは必ずしも質のよさとはつながらない。選択肢が多すぎると、質が下がる兆候を感じ、全てのことに高い基準を持つフランス人はハッピーになれない。**この選択に対する考え方は理にかなう。私もソフィーに「給食が1種類しかないのは、それをとても美味しく作りたいからよ」と、はっきりと、でも楽し気に話した。

そうは言っても、ソフィーが慣れるために、私はいくつかの対策を試みた。ソフィーのポケットに秘密のスナックを入れてみたが、あっという間に見つかり、注意されたので、違う作戦を考えた。知らない食べ物にソフィーが驚かないように、**事前にメニューをチェックした。そして、ランチタイムまでお腹がもつように、朝食をたくさん食べさせた。**さらに、優しそうな給仕スタッフに、ソフィーに目を注いでくれるようにお願いした。最初は疑いの目を向けられたが、すぐにそのスタッフは温かく、ソフィーの手に負えない食事の時に、パンをもう一切れソフィーにこっそり渡す特別任務を遂行してくれるようになった。

ソフィーには、「カンティーヌに行く仲間が見つかると、もっとランチタイムが楽しくなるわよ」と、話した。そして、マリーとその家族が私たちの生活に入ってきた。

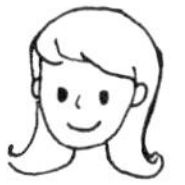

## ソフィーに親友ができる

ソフィーとマリーは放課後に校庭で一緒に遊び始め、やがて私は勇気を振り絞ってマリーの父親に自己紹介をした。最初の会話はフォーマルで丁寧なものだったが、私たちがすぐ近くに住んでいると知ると、父親はすぐに（フランス人にしては珍しく）、小さな農場を営んでいる自宅に招待してくれた。子どもたちは、鶏、あひる、がちょうと一緒に庭を歩き回った。そこにはマリーが放課後にいつも乗るポニーもいた。

父親のエリックの本職は大工だったが、ジャンプ競技に出場する馬をトレーニングすることを天職とし、仔馬、雌馬、荒々しい種馬を所有していた。マリーのお母さん、サンドリーヌは、看護師だった。病気で休職中だが、いつも笑顔を絶やさず、がん治療に抵抗して残ったもじゃもじゃの髪の上にかつらをつけることをかたくなに拒んでいた。

マリーとソフィーはポニーの手入れをしたり、庭を駆け回り、海岸まで走ったり戻ったりして一緒に過ごした。また、マリーは、わが家の定期的な訪問客ともなり、サンドリーヌの休養を助けた。彼女の訪問は大歓迎で、マリーとソフィーはすぐに親友になった。

そして、ほっとすることに、ソフィーは少しずつ学校に慣れてきた。ソフィーのフランス語を話すスキルも（クレアのように）劇的に進歩した。実際、二人の娘は英語を忘れたようだった。しかし、友達ができても、ソフィーはカンティーヌについて不満を言った。毎日必ず、学校に迎えに行くと、お腹を空かせていた。罪深いことに、私は車に飛び込むと同時に、ソフィーにスナック菓子を与えていた。**フランス人はもちろん車の中で物を食べない。**後部座席は食べかすでいっぱいになった（これは村のゴシップの種になったと、疑っている）。ソフィーと教室から飛び出すと、すぐに家まで車を走らせた。このようなやり方では、ほかのお母さんと友達になれるはずもなかったが……。

11月の始めには、ソフィーは学校に着いた時に泣くことはなくなった。事態は落ち着きを見せ、私はリラックスし始めた。**そしてそんな時にディナーのお誘いが来たのだった。**

*Chapter 4*

# 食卓の芸術

## 友人とのディナーとちょっとした議論

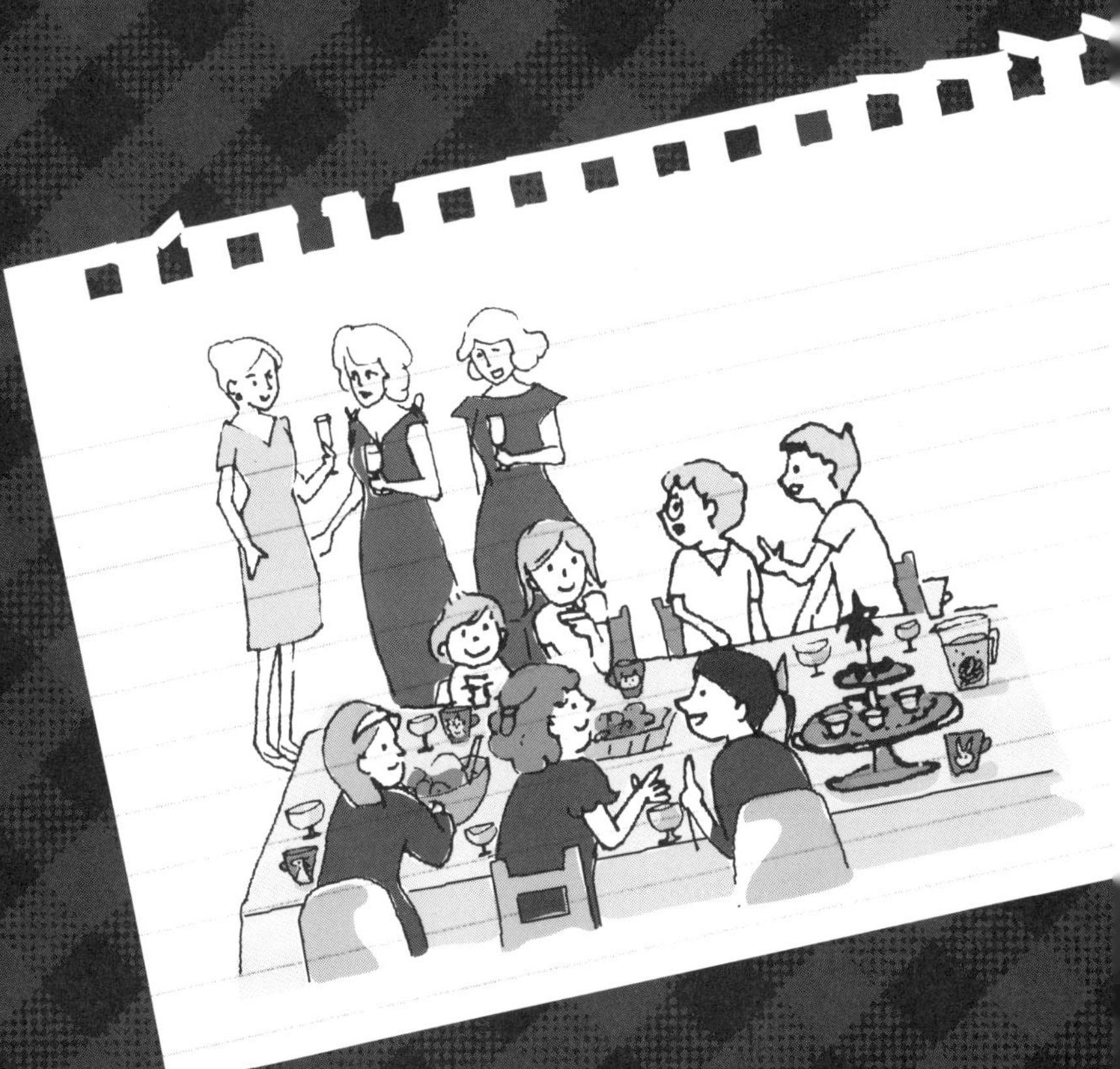

# 会話が同時進行する恐怖のフレンチディナー

たかがディナーの招待でどうして私がナーバスになるかというと、それには理由があった。フランスに移ったばかりの頃、食事の集まりに呼ばれるたびに、新しい方法で新しい食べ物を食べなければならないことに気をもんだ。ロブスターのはさみからわずかな最後の身のかけらを抜き出すために、くるみ割り器を使いこなさなければならなかった。あるいは、ぬるぬるした貝（名前は思い出せない）からぬるぬるしたものを取り出すために細い金属製のようじを使うことを求められたりした。そして、それらをうれしそうに食べなければならなかった。

ほかの人と一緒に食事をするのは、毎回テストを受けているように感じたが、食事が3時間以上も続くために、より苦しかった。いくつもの会話が同時進行することにも、圧倒された。テーブル上の会話は一つではない。**唯一のルールと思われるものは、**

**A）多くの会話が同時に行われるほうが、少ないよりいい**

**B）クレバーな会話のさえぎり、特に皮肉なジョークが最もポイントが高い**

制約のない、入り混じった複数の会話は、フランス人の確固たる食に対する信念と矛盾しているように感じる。私は、これが怖くて、会話に割り込めなかった。フランス語が完璧から程遠かったせいもあった。1対1のゆっくりした会話は問題なく、発音はよくても、長文や複雑な言葉はよくわからないこともあった。困惑した人々の表情は、私を口ごもらせた。

こういう記憶はなかなか消えない。だから、初めてディナーの招待が届いた時、喜んで受ける気にはなれなかったのだ。ヴィルジニーとユーゴ、フィリップの大学時代の友人たちが同窓会ディナーを企画した。6組ほどのカップルが招待され、そのうちの何人かにフィリップはもう何年も会っていなかった。私はまず心配になった。ディナーで旧友たちの検問をくぐるのは、気が重かった。ディナーテーブルで繰り広げられる、ウィットに富んだ矢継ぎ早な会話の中で、自分が合格するとは思えなかった。正直に言うと、ディナーはフィリップの友人たちが私と親しくなる、というより私を評価する機会になると思った。

**子どもたちに対しても同様だろう。**「あの子たちは、bien《ビアン》 éduqué《エデュケ》（よくしつけられている）？」という目で見られる。ソフィーとクレアはまだフランスの子どもたちのように食べられなかったから、ディナーのハードルは高かった。私がなんとかディナーをやり過ごせても、子どもたちは無理だろう。駄々をこねて、出された食事に嫌な反応をして、食べることを拒否するだろう。ディナーをめぐって、フランス生活で2番目に大きな夫婦げんかとなった。私は行きたくなかったし、ほかのカップルたちが連れて来ても、自分の子どもたちを連れて行くなんてもってのほかだった。なぜ家族で行くことが大切なのかわからなかったが、フィリップにとって、大切なことのようだ。

「お義父さん、お義母さんに預けましょうよ」ある晩、夫にそう言ってみた。

「だけど、ほかの子どもはみんな行くんだよ。子どもたちが楽しい機会を逃しちゃうじゃないか」と、フィリップが抗議した。

「遅い時間まで食べ始めないし、終わるのは深夜じゃない。子どもたちは疲れてしまうわ。なんでたかがディナーのために夜中まで起こしておくの？」

「どうしてかというと」夫が怒りながら答えた。「僕もそうやって育ったからだ！　そして、それがフランスの子どもの育ち方なんだ！」

私はなんて答えたらいいのかわからなかった。**これがフランスの子どもの育ち方。幼い頃から、遅い時間に始まる両親の長いディナーにつき合う。フランスでは、家族や親しい友人が、ディナーで集まり、多世代で交流する。**こういう場合、人々は歓迎されるだけでなく、来ることを期待される。夫によると、一家全員を連れて来ないことは、ソフィーとクレアにフェアでないだけでなく、招待してくれたホストにも失礼にあたるらしい。「それに、今始めなければ、いつ彼女たちは長いディナーを乗り越えられるようになるんだい？」

フィリップの言い分が正しいと思った。**フランスの子どもたちは、アメリカの大人よりずっと長**

**時間テーブルにいるスタミナがある。**私たちの結婚式にもたくさんの子どもたちが来て、食事の間中、忍耐強く席にいた。夜中過ぎまでダンスをしていても、不満も言わずにだんだん一人ずついなくなった。あとで、両親たちがこっそり隅にセーターやコートを重ねてベッドを作り、私たちがダンスをしているすぐ横で、子どもたちが幸せそうに寝ていたことに気がついた。それに比べて、私の親戚たちは夜中になる前に退散していた。8皿のコース料理が9時から始まり、真夜中になっても終わらないことが信じられない様子だった。何人かはデザートの前に帰り、ダンスの前に帰った人もいた。結婚式での様子を思い出して、私は考えが変わった。**ソフィーとクレアをフランス社会になじませたかったら、ほかの子どもたちと同じようにしなければならない。この議論はフィリップの勝ちだった。**

## フランス人は簡単には友達を作らない

認めたくなかったが、ディナーを楽しみにする気持ちもあった。ほとんどの人は私から距離を置いていて、村に新しい友達がたくさんできていたとは言いがたく、孤独だったからだ。フィリップの古い知り合いに何人か会ったが、形式ばった、ガードされた会話を越えられなかった。カナダであったような気楽なご近所どうしのやりとりはなかった。**フランス人は、長い間一緒に過ごした人**

**でないと、すぐには打ち解けないことを知った。**

あまり人と会っていなかったのは、天気が変わったせいもあったが、天気のせいだけではなかった。村の人たちとそれほど親しくなっていなかったことは認めざるを得ない。ブルターニュのこの地域は、伝統を重んじ、田舎で、カトリック教徒が多かった。

エリックとサンドリーヌを除いては、唯一の親しい知人となったのは、地元の農場主だ。農場主と親しかったサンドリーヌがある日、私たちをその農場に連れて行ってくれた。村から程近いその農場は、「近代化」されていなかった。川をのぞむ、絵のように美しい場所に、牛、豚、鶏、がちょう、七面鳥、そしてあひるを育て、畑では野菜を育てていた。そのため、1年を通して商品が豊富で、ほとんど自給自足できるだけの食べ物があった。ユベールとジョゼフという、シャイで素敵な独身の兄弟は、自分たちの時代遅れの農場が「オーガニック」と評価されていることをおもしろがっているようだった。そして、彼らの提供する食べ物は信じられないくらい新鮮で、多種多様だった。チーズ、ハーブ、フルーツ、作りたてのパン、ドライ・ソーセージ、手作りジャムなどが全て、自分たちが住んでいるわずか20マイル先の土地で作られているのだ。くつろいだ気持ちになれる農場通いはすぐに、週に1回の習慣となった。

さらに、村の行事にも参加するようになった。ソフィーとクレアを定期的に漁港の波止場で行われるFest Noz《フェスト ノズ》（ブルターニュ地方の伝統行事である夜のパーティー）に連れ出した。お祭りでは、若者から老人まで一緒に伝統音楽にのってダンスをして、galettes《ガレット》（ブルターニュの名産品。そば粉で作られた香りのいいクレープ）を食べる。

このように義父母たち親戚のおかげで地元のイベントに参加していたが、それでも私は部外者で、村の生活の見物客だった。アメリカ式に、隣人や、子どものクラスメートの両親に自己紹介をしてみたが、みんなかたくなに礼儀正しく、私との交流に興味を持っていない様子だった。**フランス人は簡単には友達を作らず、新しい人と交流するのが好きでないことがわかった。**部外者など論外だ。私がフランス語を話し、地元の人と結婚しているということも、外国人という私の立場に何の影響もないようだった。

私はママ友を作りたくて、ソフィーの学校が始まるのを楽しみにしていた。だけど、学校が始まってもう何か月も経つのに、たまに世間話をする程度から先に進まなかった。日が経つにつれ、私は孤独を感じていた。天気が悪くなり、訪問客はさらに減った。定期的に寄ってくれるのは義父くらいで、ジョーは夫をのぞくと、一日の中で私が会話を交わす唯一の大人だった日も多かった。

**フェアな見方をすると、フランス人は、フランス人ともすぐには友達にならない。フランス人にとっては、友情は親密に、生涯にわたって深く関係を持つことだ。慎重に選び、20代半ばを過ぎると簡単にはできない。**だから、エリックとサンドリーヌは例外であることを知った。フィリップの友人でさえそれほど親しくならず、よく知り合うまでよそよそしかった。

「どうしてみんなこんなに私にいじわるなの?」以前私は、フィリップに聞いたことがあった。「いじわるをしているわけではないよ。君のことをよく知らないから話しづらいだけだよ」とフィリップは驚いて答えた。「でももう知り合ってから何年も経つのよ」私はイラ立ちながら答えた。

フィリップの友人たちは結婚式のあと、少しずつ温かくなった。ユーゴとヴィルジニーは最も親しい友達になった。これはフランスの友情のいい面だ。一度友達になると、生涯友達でい続け、フィリップがバンクーバーでは得られないと感じている親しい関係になる。そういう理由で、ディナーの日が近づくと、子どもたちに食事させる難問が待ち構えてはいたが、そして、新しい人に出会うのが不安だったが、私は密かにディナーを楽しみにするようになった。

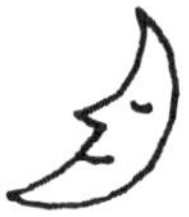

## ディナーでの子どものマナー

私たちは予定通り、15分遅れで着いた。フランス人はホストの準備が終わらないうちに到着して困らせないように、決して早く到着しない。ほかの家族も同じ頃に到着して、あいさつのキスが交わされていたので、ドアをくぐるのにしばらく時間がかかった。ヴィルジニーがリビングに案内してくれると、美しいテーブルが待っていた。クリーム色のリネンの上には、白い大きな皿の上に苔色《こけいろ》の皿がのせられ、カトラリーはドライフラワーのラベンダーの小枝と一緒に、セッティングされていた。小鳥の形をしたパイ生地のクラッカーが入った陶器の隣に、ワイングラスに入ったナプキンがあった。簡素だが、洗練されていて、なおかつ華やぎがある、フランスらしいテーブルセッティングだ。私が家で決してまねできないものだ。

ほかの子どもたちは、少しだけ距離をおいて、テーブルのまわりに集まっていた。子どもたちの目はクラッカーに釘づけになっていたけれど、誰も手を出していなかった。**食べ物が手の届く場所にあっても、いいと言われる前に勝手に食べるのはとても無礼だということを知っていたからだ。幼いフランスの子どもの自制心にはいつも驚く。**

フランスの友人から、どうやって自制心が養われるかを聞いたことがある。3歳から全ての子どもはmaternelle《マテルネル》（幼稚園）に通い、ランチタイムにデザートが出される時は全員に行きわたるまで、手を膝の上にのせて待たなければならない。先生が許可を出して、初めて食べられる。それまでに手を出す誘惑に負けた子どものデザートは、あっという間に取り去られてしまうのだ。

そんなことが起きそうだと心配して、車の中で娘たちに注意した。これは義妹のヴェロニクがいつもしていることだ。子どもたちを呼び寄せて、「大人がいいと言うまで食べ物に手をつけてはだめよ」「出された中から一つだけ食べるのよ。でないと、それ以上何も出されないわよ」と、言い聞かせていた。しかし、私のメッセージは全く届かず、園でのトレーニングも役に立たなかったようだった。私が止める間もなく、クレアはテーブルに駆け寄り、クラッカーをつかんで、うれしそうに口につめこんだ。

## 子どものテーブルも美しくセッティングされる

私は穏やかにクレアをたしなめた。「それは大人のテーブルよ。失礼なことをしてはだめよ！」

「あら、違うわ」ヴィルジニーが笑いながら答えた。「それは子どものテーブルよ」

私はよく見て、自分の間違いを悟った。ワイングラスもカトラリーも大人のもののミニチュアだった。あまりにも美しいテーブルセッティングだったので、子ども用だとは思わなかったのだ。

そこで、フィリップのテーブルセッティングを思い出した。冒険好きで質素で、アウトドア好きで、靴下に穴が開いていても気にしないような夫でさえ、カトラリーとお皿を並べる前に、テーブルクロスのしわを丁寧に伸ばす。ディナーにお客様を呼んでいるのに帰りが遅い日は、朝テーブルの準備をしてから仕事に行っていた。これは夫に出会った時に好奇心をそそられた矛盾だった。紛争地帯で働き、セーリングや山登りなどアドベンチャースポーツが好きな人間が、どうしてそんなにマメなことができるのだろう？　でも、答えは簡単。**フランス人にとって、きちんと整えられていないテーブルは、最も罪が重い。美食に対する侮辱なのだ。**

自分の間違いに動揺しながら、ヴィルジニーとフィリップのあとについて、すでにもう大人が何人かテーブルについている大広間に入った。ソファや椅子に座って、apéritif《アペリティフ》（食前酒）を始めた。軽食とカクテルが、カジュアルなセッティングでディナーの前に出される。小さな細いグラスに何色も層になっているles verrines《レヴェリーヌ》（透明な容器に食材を何層にも重ねた料理）がキッチンから出てきた。私のものは、アボカド、フロマージュ・ブラン（チーズの一種）、そしてスモークサーモンだった。フィリップのものは、小さなシブレット（ねぎの一種）がちりばめられた山羊のチーズのムースの上に、トマト・コンフィがのっていた。

そうしているうちに、子どもたちがテーブルに呼ばれた。ソフィーとクレアを子どもたちだけにすることが心配で、私は立ち上がろうとしたが、夫が優しく椅子に戻した。「放っておきなさい。君なしの方がうまくやるから」。横目で見ると、私はそれが正しいことを知った。娘たちは、席に落ち着いて座っている年上の子どもたちに習って、席についた。小さなヴェリーヌが待っていた。赤いビーツと緑のズッキーニのムースが、色鮮やかなスティックキャンディをまねて層になっていた。ヴェリーヌはあっという間になくなった。ソフィーやクレアでさえ、ヴェリーヌを食べた。だけど、次の料理が出てきた時、私は身をすくめた。フランスの子どもの大好きな、すりおろしにんじんとヴィネグレット・ソースのサラダだった。クレアは大好きな年上のジャックリーヌを見つめていた。ジャックリーヌは、よくフランスの年上の子どもが小さな子どもにするように、クレアの面倒を見て、隣の席にきちんと座らせていた。

ジャックリーヌがひと口食べた。クレアは手を膝に置いてそわそわしていた。ジャックリーヌがもうひと口食べた。クレアは、ほかの女の子が身を乗り出して自分に話しかけているのを聞きながら、にんじんをひと口食べた。そして、目を輝かせて話を聞きながら、もうひと口食べた。5口目を食べる頃、私は安心した。ソフィーでさえ、小さなにんじんのかけらを食べていた。子どものテーブルの近くを私がウロウロする必要は全くなかったのだ。それに大人のテーブルの会話は白熱してきた。

## フランスの食に関する議論

ゲストたちは、サルコジ大統領の今週始めの発表について熱く語っていた。年1回開催される、パリの農業祭（フランスで大きなイベント）で大統領は、ユネスコの文化遺産にフランスの食文化を登録するための活動をする、と発表したのだ。成功すれば、スペインのフラメンコや日本の絹産業のようにフランス料理が、世界中に文化遺産として認知されるのだ。それは国内外で大きな話題を呼んでいた。食べ物が文化遺産になるのだろうか。フランス政府は特命大使を配置して、キャンペーンを展開するようだ。

私には馬鹿げているように感じられた。「フランス料理が世界一だと思っているの？　イタリア料理はどうなの？」隣の人に聞いてみた。不満そうに、彼は答えた。「Mais non《メ ノン》！（もちろん違うよ）。フランス料理が世界一ではないよ。Gastronomie《ガストロノミー》（文化と食の関係を考察すること）が全てのフランス人にとって、大切な文化を担っているんだ」

「だけど、どうやって食が文化遺産になるの？」私が聞くと、人々の視線が私に集まった。

「食べる、という行為ではないよ。食へのアプローチ方法が、フランス文化の独創的な部分なんだ」と、隣の席の人が答えた。「だけど、ちょっとエリート主義に思えるわ。どうしてそんなに食べ物に夢中になるの？」これには強い反応があった。いろいろな声の中で、ユーゴが一番大きかった。「**フランスのガストロノミーはエリートのためのものではないよ。フランス人みんなのためのものだ！**」

「サルコジ大統領は、毎日の食をアートとして認知させたいと思っているんだよ。フランス人はみんな、このアートを学び、楽しんでいる！『人間は、生きるために食べて、食べるために生きるべきではない！』」勝ち誇ったように言った。私が不思議そうな顔をすると、フィリップがモリエール（フランスではシェークスピアのように有名なことだけは知っていた）の一節だよ、と説明してくれた。

「でも食べるために生きているじゃない。今夜だって」私は言ってみた。

「アートは、想像力を使うこと、何かに熟達していることだと思う」と、ユーゴが辛抱強く話した。

「テーブルを美しくセッティングしたり、手段はいろいろだ」周りはそれにうなずいた。

## フランスの美食は平等主義

　私はヴィルジニーの視線を感じ、自分の立場の弱さを自覚しながら、続けた。「このテーブルは美しいわ。でもこうやって食べることはちょっとブルジョアじゃないかしら？」

「それは違う！　僕の父はバスの運転手だし、僕は電話会社で働いている。僕やみんなはごく普通の家で育っているよ」みんなを指しながら、ユーゴが答えた。確かにそうだった。ヴィルジニーは栄養士だし、クロエは工場で働いている。アントニーは小さな会社にマーケティングのアドバイスをする小さなビジネスをしている。フレデリックは大きなコンクリート会社のマネージャーだが、ほとんどのフィリップの友人たちの社会的地位は控えめだ。そして、フィリップの親は10代で学校を離れ、フィリップの祖父がやっていた店に働きに出た。フィリップの母方の祖母は、ホテルの洗濯係をしていた。

　私は自分の言葉が適切でなかったことに気がついて、口を開こうとした瞬間、ヴィルジニーが割り込んできた。「アメリカ人の方が、エリート意識が強くて、お高くとまっているじゃない！　中流と上流階級だけがいい食生活をできるわ。**フランスでは、誰でもいい食事をするのよ。いい食べ**

**物は全ての人のものよ。貧乏とか金持ちとか関係ないわ。私たちの方が平等主義よ**」と、勝ち誇ったように言った。

この言葉が、ソフィーの学校での状況にストレスを感じていた私のフラストレーションに火をつけて、私は自分を止められなくなった。「でもあんな素敵な食事に本当に興味を持つ人は多くはないわ。それに、みんなを同じように食べさせるのはひどい考えよ。何を食べるか選択肢を与えるべきだわ」

「だけど何を選ぶんだい？」フィリップの親友であるアントニーが笑顔で言った。

**「アメリカ人は自由に選んで、ひどい選択をしているじゃないか。何をいつ、どうやって食べるかの基準を持っていないから。そして、一人で食べることも多い。その結果、どうなるか、みんな知っているよ」**

私は言葉に詰まった。アントニーのコメントを訳すのが難しかったのもある。アントニーの言葉は、アメリカ人はひどい食べ物をのべつまくなしに、マナーを考えずに食べている、と含みを持っていた。私は、ソフィーが食べかすいっぱいの車の中でお菓子を貪り食べ、毎晩パスタばかり食べていることを思い出し、不安な気持ちになった。

アントニーの言葉を口火に、ウィットに富んだジョークや言葉遊びがいくつも飛び出した。フランス人は、強い愛憎感情をアメリカ人に持っていて、私たちのやりとりにもそれが出た。

「アメリカ人は食べ物を便利かどうかで選ぶ」フレデリックが鼻であしらった。「食べることを不便だと思っているのにね」奥さんのクロエが笑った（あとになって、フィリップの元カノだとわかって、彼女を見る目を意地悪くした）。「食べ物にお金をかけるのを無駄だと思っている。一日で体に入って、翌日には出るから」イネスが笑った。

「アメリカ人の一番の問題は、子どもみたいに食べることよ。アメリカの食べ物は幼稚だわ」。数年間アメリカで地方の教育委員会の栄養士として働いた経験があるヴィルジニーが重々しく言った。「アメリカ人はテーブルでまるで2歳児のようにふるまうわ」。そして強い調子で続けた。「衝動的に食べるし、いつもスナック菓子を食べているわ！　自分をコントロールできないのよ。量が多すぎるし！　子どものような味覚だわ。油っぽい、甘い食べ物が大好きで、子どもそのものよ！」。最後に手厳しく言った。「アメリカ人は味を知らない！　ドーナッツとクロワッサンを比べてみてもわかるわ！」

ターゲットになって、何か言わなければいけないのに、何と言っていいかわからなかった。勇気を振り絞って、しわがれ声を出した。「だけどフランス人の食に対するアプローチはこうるさすぎるわ。どうして、みんながこういうふうに食べると思えるの？」

みんなが沈黙していると、フィリップが助け船を出してくれた。フィリップはフランスを離れてほぼ15年経っていて、世界中で生活してきたから、部屋の中の誰よりもバランスの取れた視点を持っていた。「どっちの文化もいい面を持っているよ」穏やかに言った。「フランス人はアメリカ人より賢く食べて、そのやり方も納得のいくものだけど、アメリカみたいに若くて、多様性のある国で一つのやり方を押しつけてはだめだよ。フランスがそうだったように、アメリカはまだ文化を発展させている途中なんだ」

だれかが反対を唱える前に、みんなの注意は子どもテーブルに運ばれてきたメインコースに移った。私は、味わって食べている子どもを見つめる親に目をやった。近寄り過ぎず、ユーゴに給仕の進行を任せて、控えめな視線を送っていた。

今では、クレアもソフィーも食事の雰囲気に慣れたようだった。まだジャックリーヌに魅せられているクレアは、お皿の中のものを全部食べていた。奇妙な外見をしたサイドディッシュにも手を出していた。クルーヌという芋虫の幼虫のような形をした野菜だ。ソフィーは、そんなにうまくいっていなかった。注意深く少しライスを食べ、勇気を出してひと口魚を食べたあとは拒否して、クルーヌが出てきた時に嫌な顔をして、椅子から飛び出した。来る前に注意したことは何の役にも立たず、身も縮むような瞬間だった。テーブルに戻ることを拒否したソフィーは、数人の大人たちからなだめられてようやく席に戻った。大人たちも席に戻った。ソフィーは、まだあまり食べなかったが、フィリップが私に席に座っているように身振りで合図した。

「騒ぎたてちゃだめだよ」とフィリップは私に静かに言った。「事態を悪くするだけだよ。見守っていよう」。フィリップは正しかった。1分くらいで、ソフィーはリラックスして、美味しいとわかって、もう少し魚を食べた。私は、みんなの意見を熟考してみた。アントニーは正しかった。**フランス人が日々食べているものは、少なくとも気持ちの上では、高級レストランとそれほど変わらなかった。**

私はおずおずとヴィルジニーに話しかけた。「私の故郷では、ガストロノミーに興味を持つ人はわずかだわ。どうしてフランス人はそんなに強迫観念を持っているの？」「喜びからよ。脅迫観念からではないわ」と、ヴィルジニーは笑った。**「フランス革命からよ。いい食事といいシェフが貴族階級だけのものではなくなったのよ。革命家たちはフランスの食文化をみんなのものにしたのよ」**

「それだけじゃないよ！」ユーゴが言った。「経済の問題もあるよ。パリは中流階級がレストランで食べるだけの収入を持った、ヨーロッパ初の都市だったんだよ。コックは貴族のパトロンだけをもう頼りにできなかったから、レストランを開いて、集客や人気を争った。フランスの食は、資本主義とつながりがあって、競争でみんなのためにいい食をもたらしたんだ！」

「宗教の関係もあるわね」シルヴィが言った。「カトリックの国は食べ物により興味を持っているわ。フランスのガストロノミーは、儀式などカトリック教徒の交わりでもあったのよ」

この時点で私はよくわからなくなった。私はガストロノミーを誤解していたのだろう。「フランス人がどうやって食を学んで育つか話してくれたら、わかってくると思うわ」私は思い切って、言ってみた。

この言葉にみんな注目した。**「食の楽しみ方を理解するのよ」**とシルヴィが言った。

「テーブルでどう振る舞うか、いい食事を家族や友人とどう楽しむかを理解して」とオリヴィエが言った。**「フランスの文化の一部なのよ」**誰かが割って入った。**「子どもがよい食べ方をすることを学ばなければいけないのは」。これにみんな熱心に同意した。**

子どもたちは、サラダとチーズに移っていた。うれしいことに、ジャックリーヌが一番小さなクレアに山羊のチーズの小さなかけらをあげて、ほかの年上の子どもたちは熱心に励ましていた。ソフィーも置いてきぼりにならず、サラダの中で一番小さな葉を口にしようとしていた。子どもたちは楽しそうに食べていて、親たちが満足そうに見守る光景は素晴らしく感じた。

メインコースが終わり、子どもたちはデザートまで解放されて、遊びに行った。今度は大人が食べる番になった。会話は、前菜のオマール海老のスフレの話になった。フランス人は、食べ物について具体的に話すことが好きだ。だけど、すぐに私の質問で抽象的な話になった。

「フランスの食文化って何？　どうやってそれを普通のアメリカ人に説明できる？」

その夜の終わりには、答えが出た。

## フランスの食文化の3つの原則

フランスの食文化は、3つの原則がある。完璧に調理されたスズキを食べながら、最も大事な最初の原則の話が出た。**まず、フランス人にとって、食べることは社交を意味する。**あらゆる年齢の人が、家やオフィスで集って食べる。それが深く社会で浸透しているので、ほかのやり方を知らない。フランス人は、人がいる時は決して一人では食べない。「一緒に食べる人」は「テーブル仲間」を意味する単語だが、厳密には「一緒に生きる人」を指す。だから、アメリカ人は、ほかに家族が家にいてもベッドルームでテレビを見ながら食べることがあるとか、職場の自分の机で一人で食べることもあるなどとフランス人に話すと、心底驚く。

**食べながら社交することはフランス人の喜びの源の一つだ。フランス人は、食べている時間を楽しむからだ。**ジョークやウィットに富んだ会話、食への批評や鑑賞。フランス人の人生への活力は食卓から来ているのだろう。フランス人の子どもがよく食べる理由の一つだ。両親の話を聞いて、世の中がどうなっているのかを知るばかりでなく、大人との話し方や、他人を傷つけずに議論する方法、話をきちんと聞く方法などの会話力を学ぶ。

また、**一緒に食べるだけでなく、人と同じものを食べる。食事は、一連の料理をみんなで楽しむ**

**もので、個人が何を食べるか選ぶものではないのだ。これは、子どもが新しい食べ物を試すのに最適な方法だ。研究で、大人が先に食べていると子どもは試す傾向にある、という結果が出ている。**

　私は、この考え方に慣れるまで苦労した。いつも論議を引き起こすものでもあった。ディナーの前日、私は夫に、ヴィルジニーとユーゴに電話して、うちの子どもたちの好き嫌いを伝えよう、と言った。私の考えでは、これは礼儀正しいことだった。だけど、フィリップはこれを最も無礼なことだと言った。ちょうどその時義母がいて、私たちの議論に割り込まずにはいられなかった（自分へのメモ→義母の前では、議論になりそうな提案はしないこと）。

「ゲストは」ジャニーヌは厳しい顔をして言った。「ホストを喜ばせる義務があるのよ。その食べ物を準備するかもしれないのに嫌いな食べ物を伝えるのは、マナー違反よ」

　フロマージュとサラダが来た頃には、私たちは二番目の原則、「味」に移っていた。ヴィルジニーはどうして「味」がフランス文化にとって大事か説明してくれた。**フランス人にとっては、美味しいということは大事で、そのためにたくさんの時間を費やす。**赤ちゃんのためでもそうする。味は、物理的な感覚以上のものだ。経験の中から洗練され、広い文化の中で根づいてきたものだ。フランス人にとっては「いい味」は最も大切なものだ。味は社会共通のアイデンティティで、フランス社会と密接に結びついている。何をどれくらい好きか、また、楽しんでいるかを考える時に必要な基本的要素だ。アメリカにおける値段、選択と同じくらい大切な原則だ。いい味は複雑でも、グルメの人たちだけのものでもない。みんなのものだ。

フランスの食文化の三番目の原則は、私が何度も痛い目に合っている「フードルール」だ。ユーゴによると、**フランスには、いつ、どこで、どれくらい、どうやって食べ物を食べるか、共通の社会規範がある。これはフランスの子どもが、読み書きを習ったり、歩いたり話したりする前に、最初に学ぶことだ。**ルールは、食べることの全ての面を網羅し、フランス中で共通となる儀式を生み出している。ガストロノミーは文字通りだと、「お腹のルール」という意味になる。ラテン語のガスト（お腹）とノモス（ルール）から来ている。だけど、これらは習慣のようなものだ。議論の応酬のあと、ディナー客は最も大切なルールに同意した。ほかのルールの基礎ともなるものだ。

## French Food Rule 4
## 食べることは社会的な営みだ。ごはんは家族一緒にテーブルを囲もう

**「何を食べるか」ではなく、「どうやって食べるか」が問題で、何にも邪魔されることなく、みんなでテーブルを囲むことが大切なのだ。**もちろん、北アメリカでも「慌ただしく食べない」や「立ったまま食べない」、あるいは、「車の中で食べない」といったルールがある。でも、それは違反に関するものだけだ。

説明を聞いていて、フランスではどうして大人も子どももテーブルに自然と集まるかが、わかり始めた。**ラッキーな副産物として、フランスの子どもはいい食べ方を身につける。食に関するルールは、大人と毎晩一緒に食べたほうがより子どもに浸透しやすい。**

## 食はフランス人の文化的アイデンティティ

ほとんど真夜中になった。ソフィーとクレアの姿をもう何時間も見ていないが、隣の部屋から笑い声やおしゃべりが聞こえてくる。デザートの呼びかけで、子どもたちがみな走って戻って来た。シンプルなチョコレートムースのラズベリーソースがけに、幸せな沈黙が5分間も続いた。コーヒーをちびちび飲み、ミニャルディーズ（正式な食事の最後に出される小さなお菓子）を楽しみながら、子どもたちを眺め、今夜はなんてうまくいっているのだろう、と思った。**こんなによく食べて、幸せそうな子どものグループは見たことがない。**ソフィーやクレアでさえ、普段よりずっと不満を言わずに、新しい食べ物を試していた。一番驚くのは、みんながこれを当たり前だと思っていることだ。この夜、親が強制したり、脅かしたり、おだてたりして子どもを食べさせる様子は一度も見なかった。不平や抵抗、無理強いや泣き言は一つもなかった。

真夜中を過ぎて、私は突然ひらめいた。夜遅くで頭がもうろうとしていたのと、ブルターニュの甘いりんごはちみつ酒のせいかもしれない。今日聞いた話にまだ興奮していた。**よく食べることと、みんなで一緒に食べることはフランス人にとって、アメリカ人が国に忠誠を誓うことや、カナダ人がホッケーを見ることと同等なのだろう。文化的アイデンティティを日々生活で表現しているのだ。**

「わかったわ！」ホストたちに私はほがらかに言った。「もしアメリカ人が、自分たちの文化を証明するものは車だと言ったら、フランス人はダイニングテーブルと言うのね！」これにはみんな賛同した。私たちは今までの言い争いを忘れて、テーブルでにっこりと笑い合った。ホストとゲストたちは、フランスの食文化を外国人に説明できた満足感でハッピーだった。そして、私も初めてフランス語でウィットに富んだ感想を言えてハッピーだった。

その夜がうまくいったことで、子どもたちに「フランス人のように食べる」ことを教えるのもなんとかなる気がした。大人のためのフードルールがあるのなら、子どものためのものもあるはず。それを見つけて、家族に試してみよう、と私は待ちきれなくなった。

Chapter 5

# 食べ物をめぐるバトル

## 子どもを食べなくさせてしまう方法

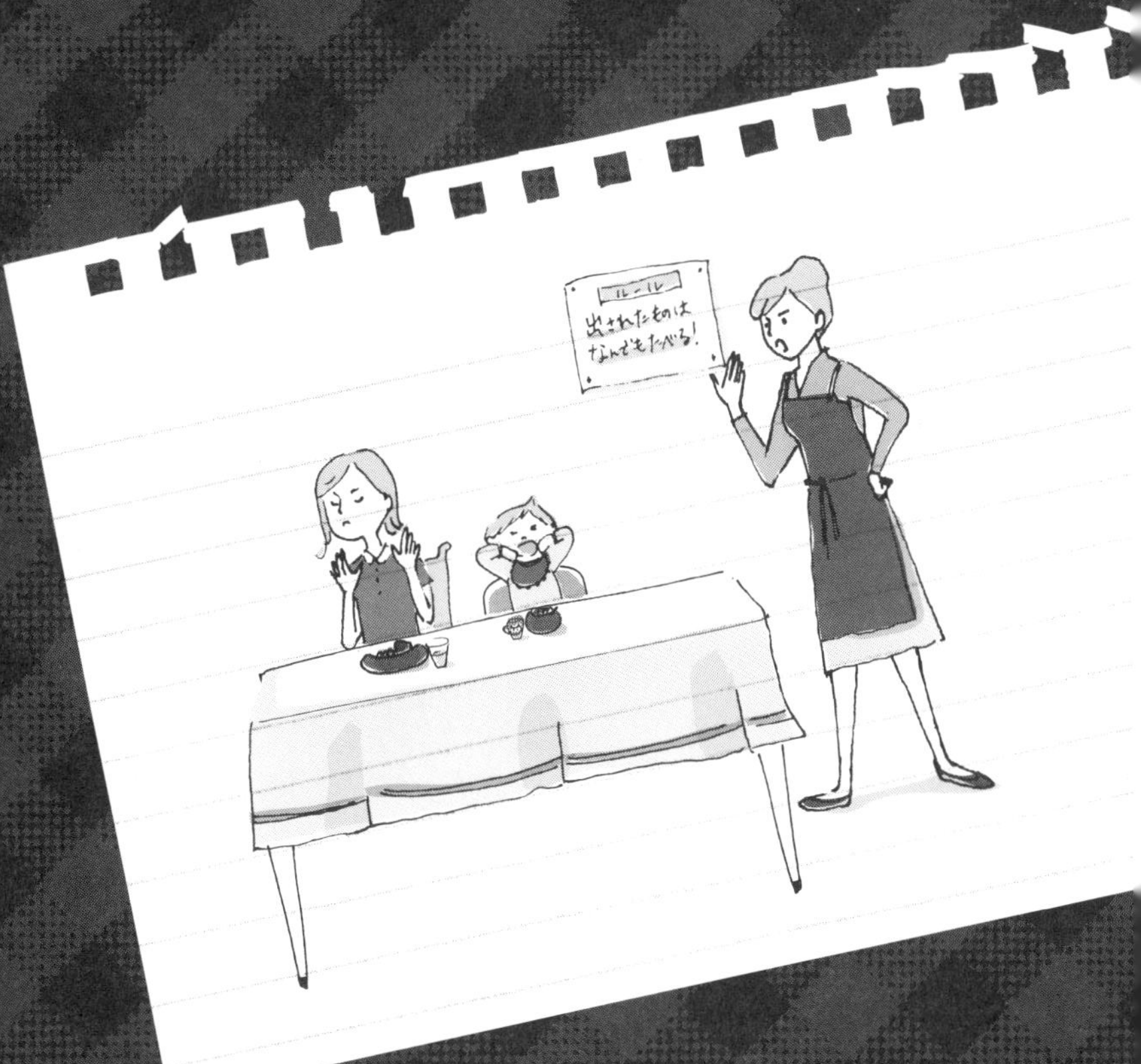

## 食べ物を表す2つの言葉

フランス式の夜遅いディナーの悪い面は、子どもの体内時計の「たっぷり寝る」機能をオフにしてしまうことだ。子どもたちは夜中過ぎにベッドに入ったのに、翌朝7時には起きた。私はもうろうとしていたが、子どもたちは興奮状態で、睡眠不足は大人と子どもに違う作用をするようだった。キッチンに入ると、フランス式の冒険に疑問を感じ始めた。前日の夜は、あんなに熱意を持って、心から「子どもの食習慣を変える」気でいたのに！　フィリップの友人たちと勇気を出して考えを共有し、たくさんの料理本と励ましの言葉をもらったのに！　暗い、灰色の朝の光の中では、物事は全く違うように見えた。私は言い訳しか思い浮かばなかった。時間もないし、お金もかかるし、うまくいかないわ。アメリカ人とフランス人は違いすぎるから！　私のエネルギーと熱意はすっかり消えていた。

そんな時、ソフィーとクレアは借りた料理本をリビングの床に広げていた。子どもたちの肩越しにのぞくと、レシピは興味深かった。ヨーグルトとアボカドのスムージー、オーブンで焼くパースニップ（にんじんに似た根菜）のフライ、トマトといちごのタルト。赤ちゃん用のボトルで飲める、シンプルなスープレシピや赤ちゃんのための章もあった。写真も気が利いている。著者は、子どもの心理をわかっているのだろう。子どもは、ほかの子どもの生活の様子がわかる写真が大好きだ。楽しそうに子どもが食べて（そして料理している）写真が、ほとんどのページに載っていた。一番熱心に見ていたのは、おやつとデザートのページだった。レシピは簡単に思えた。義母なら、さっと10分以内で作るだろう。子どもたちに午後にデザートを作ろう、と約束した。そして、フィリップにマリーのところに連れて行ってもらった。一人で考える時間が欲しかったのだ。

フィリップと子どもたちが出かけたあと、私は濃いめのコーヒーを飲みながら、1冊ずつ本を見てみた。ヴィルジニーとユーゴが貸してくれていた医者、栄養士、心理学者、社会学者が書いた子どもの食についての本に興味を持った。ページをめくっていると、「aliment《アリマン》」という言葉が気になった。辞書を引いたけれど、英語に直訳できなかった。「アリマン」と「nourriture《ヌリチュール》」という言葉が「食べ物」として訳されていたが、この2つはフランス語では意味が違うようだった。ヌリチュールは体にとりこむ「food（食べ物）」という英語に対応するが、アリマンはもっと複雑だった。説明を探していると、20世紀のフランスの有名な栄養士の言葉にたどり着いた。「アリマン」は栄養になる食べ物だけではなく、精神的、物質的な欲求を満足させるもの、と論じている。「滋養」と訳したほうがいいかもしれない。

私の頭の中で、何かがひらめいた。「アリマン」はただの食べ物ではない。そこの文化で、滋養となり、食欲を満たすものだ。ある国でアリマンとなるものは、ほかの国では違う（いい例がカエルの足だ)。ディナーの晩の会話で、理解できなかったヴィルジニーの言葉を思い出した。「スーパーマーケットに行っても、アメリカでは何も食べ物が売っていないわ！」

その時は馬鹿げている、と思ったが、**アメリカのスーパーマーケットには、フランス人が「アリマン」だと思う食べ物がないのだ。ヴィルジニーにとっては、加工食品や総菜といったアメリカの食料は、食べられても滋養とならないので、それらは「食べ物」とは見なさないのだろう。**

フランス人のように食べることは、子どもたちが野菜を食べるかどうかだけではない。**どのように自分たちが心を満たすかだった。食べ物と料理に対する心理的、感情的な関係を変えることだった。これはショックだった。私は子どもの食習慣を変えるために戦おうと思っていた。しかし、自分に染みついた食と料理の習慣と闘わなければならなかったのだ。**キッチンで過ごす時間が好きではない私にとってこれは厳しかった。仕事から帰ってあわてて夕食を準備して、料理のことを考える時はいつも、急いでいて、ストレスを感じていた。再び不安になり、「みんな私の話を忘れてくれたらいいのに」と思ったが、そうはいかなかった。義母から電話がかかってきたのだ。

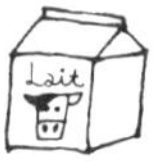

## わが家の食文化を変える

「昨日はどうだったの？」返事に詰まっていると、私の答えを待たずにジャニーヌが続けた。

「フィリップから聞いたわ。食べ物について、興味深い会話が繰り広げられたみたいね。フィリップに頼まれたから、フィリップが赤ちゃんの時に使っていたとてもいい料理本を持って行くわね」

（自分へのメモ→妻への相談なしに、義母に何か話さないように夫に念を押しておくこと）。

「素敵ね。楽しみにしているわ」と私は、無理に明るく言った。電話が終わると、追い込まれた気持ちになった。家族のプレッシャーは最高潮に達している。フィリップの両親は、孫の食をよしとしていなかったのだ。直近に一緒に外食した時は、ひどかったし……。

娘たちの食習慣を変えなければならなかった。理解できなくても、彼女たちは周囲の非難を感じる年齢になっていた。**フランスに住み続けるのなら、彼女たちはこのままでは社会的にも職業的にも不利になってしまう。そして、学校での成績、IQ、健康と、栄養との関係を本で読んだこともあった。野菜をたくさん食べて、バランスがとれた食事をしていると、学校の成績がよくなり、高いIQを持つようになるのだ。体重オーバーになりにくく、大人になった時に健康問題が起きにくく、長生きしやすい。**これを読んで、ますます子どもの食をなんとかしなければ、と思った。

二人とも学校と保育園では、新しい食べ物にも挑戦するようになっていた。クレアは出されたものはほとんど食べる、と園のスタッフがうれしそうに報告してくれていた。ソフィーは、お迎えに行った時にランチのメニューを話すフランスの習慣が身についていた。そして、マリーの家へ遊びに行くことが、レパートリーを広げていた。一緒にディナーを食べる際に、マリーがレタスやレンズ豆などを食べるのを目にしていたからだ。また、サンドリーヌも優しく、しかしはっきりとソフィーに何でも食べるように励ましてくれていた。

**わが家の食文化を変える時が来たんだわ。**アメリカ人のスーパーボウルと同じようにフランス人が楽しみにしているクリスマスもあと1か月後。フランス中から30人以上がディナーに来ることになっていた。フィリップの親戚にいい印象を持ってもらうためには、子どもたちがフランスの子どもたちのように食べられるようにトレーニングしなければ。

だけどどうやっていいか、わからなかった。誰もフードルールを教えてくれなかった。本で探そうと思っても、そんなことは書いていない。**フランスのフードルールは、当たり前すぎて、誰も書こうなんて思っていないに違いなかった。**自分で計画を練らなければ！

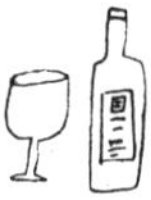

## フランス人社会は大人のため

「計画」。そう書くまでに数日もかかってしまった。まずは今まで習ったことを復習してみた。

ルール1：親たちが子どもの食育に責任を持っている。

ルール2：食べ物はおしゃぶりではないし、気晴らしに使うものではない。おもちゃ、賄賂、ごほうびやしつけの代わりでもない。

ルール３：親が食事時間とメニューを決める。子どもは大人が食べるものを食べる。代わりのものやインスタント料理はなし。

ルール４：食べることは社会的な営みだ。食事は家族一緒に、何にも邪魔されることなく、テーブルを囲もう。

今まで学んだことをうまくまとめていると思った。でも、私がわからなかったのは、子どもの食習慣と育児スタイルの関係だ。**フランスの親は子どもに対して、自然な権威を持っているように思え、それはアメリカの親にはないものだった。**しかし、私には合わない、古くて権威的な育児方法も含まれていた。以前、ソフィーが起こした、嫌なエピソードを思い出した。義父母の家で、小さな集まりがあり、前菜が出された。子どもたちは、集まってワクワクしていたが、誰もトレイに手を出さないで待っていた。ソフィーは待ちきれずに、クラッカーをつかむと、次々と口に入れた。私は横目で見ていたが、義母は、２回口頭で注意してもやめなかったので、ソフィーの手をみんなの前でぴしゃりとたたいた。ソフィーは泣きながらやめたが、みんな静かにそれに気づかないふりをした。

ソフィーがフードルールを破ったので、一番近くにいて、ホストだったジャニーヌが注意するのは正しかったと、この時ほとんどのフランス人は思っただろう。**フランス人は人前でしかりつけても、恥をかかせている、とは思わない（私やソフィーはそう思ってしまっても）。むしろ、子どもに規律を染みこませている、と考えている。**アメリカでは、公衆の面前での厳しいしつけは、道徳的に間違っていると考えられる（そして、体罰は法律に反する）。フランスでは、逆だ。知らない大人から、自分の子どもが間違った行いを注意されることもある。大人として、彼らは自分のしなければならないことをしている。

しかし、フランス人の親は強権的なわけではない。断固たる態度の時も、愛情が感じられる。魔法のようだが、私が会ったフランス人の子どもは、うちの子どものように無礼だったり、頑固だったりしない。これは食文化の違いだけではなく、育児スタイルの違いなのだろう。

**フランス人の親は責任感があることに、私は感心した。わが家では時々、誰が責任を持っているのかわからないことがあるから。**私はおだて、口車にのせてだますけど、フランス人の親はそうしない。私は頼み込んだり、脅かしたり、賄賂を子どもにあげたりするけど、私が知っている限りフランス人の親はそんなことはしない。**ただ、穏やかに、しかしきっぱりと子どもたちに、どういう行動が期待されているかを知らせ、わかりやすい言葉で、誰がボスかわからせるのだ。そして子どもたちは、奇跡的にもそれに応じる。**

フランス人の親はどうやってこれを成し遂げているのだろう。アメリカの親が無垢と創造性を感じる乳幼児期を、フランス人の親はロマンチックなものとして捉えていない。**フランス人の視点では、世界は大人によって、大人のために作られている。子どもの特権はほとんどない。**フランスの子どもは、パステルとマットな色合いの、小さな大人のような服装をする。そして、子ども部屋は、たいていの場合は大人の部屋のミニチュア版だ（当然、滑り台つきのプリンセス風の二段ベッドはない）。

そして、子どもたちは公共の場では静かにしていることが求められる。義母がその典型だ。ジャニーヌによると、**子どもの主な仕事は、よくふるまうことで、親の主な仕事は子どもがよくふるまうように手助けすることだ。**「子どもは目に入っても、声は聞こえるべきではない」と考えている。たとえそれが、小さな子どもたちでも、だ。義母と食事した時の最高の褒め言葉は、「あなたたちの声がひと言も聞こえなかったわ！」というものだ。年上の子どもが話すのは歓迎されるが、おもしろい言葉を言える時だけで、単に話をさえぎることは、子どもでも許されない。

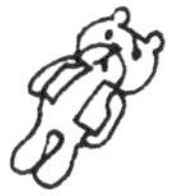

## 子どもは純真無垢な存在ではない

以前は、このようなフランス人のふるまいを古くさいと思っていたが、フランス人は子どもに対する見方が全く違うことに気がついた。そして、フランスの子ども用の本を探している時に、その確信を深めた。「ピーターラビット」や「くまのプーさん」に匹敵するものは何だろう、と私はずっと探していたが、親族や友人が勧めるものは純真無垢ではないものだった。「星の王子さま」はまだ難しいし、「ぞうのババール」は出だしの数ページで母象が撃たれて、子どもたちは怖がった。「バーバパパ」がお気に入りになったが、私が望んでいたものではなかった。

ある晩、私はフィリップの父に聞いてみた。「カナダでは、子ども時代は、純真無垢と考えられていて、魔法や空想の本がたくさんあるわ。フランスにはそういう本があまりない気がするけど」

**「子どもたちは純真無垢ではないよ」**ジョーはいつになく単刀直入に言った。**「動物のようなものだ。しつけないと、決して行儀よくはならない！」**

村の住人の考え方とわが家の育児方法が違うことが明らかになった。訪れる家も、カナダのわが家に置いてきたものとは比べものにならないほど、おもちゃは少なかった。そして、フランス人の親は、子どもの遊びにあまり関与しない。カナダでは子どもを追ったり、よじ登るのを手助けしたり、必要に応じて一緒に遊ぶ。フランスの親は、興味なさそうな顔でベンチに座っている。新聞を持ってきて読んでいたりする。子どもの遊びは大人が関わらないもの、と考えていることは明らかだった。実際、子どもと近すぎる関係は、ひんしゅくを買う。私が耳にした村の母親たちの批判は（そのうちの一つは、背後で私に向けたものだった）、「あの人は子どもの奴隷よ」というものだった。

**だが、フランス人の親たちは、愛情をほかの方法で示している。**子どもたちと夜や週末にたくさんの時間を一緒に過ごす。家族全員で社交する頻度が高い。ディナーの招待は、赤ちゃんからお年寄りまで家族全員のものだ。そして私が知っているほとんどの母親は、フルタイムで働いていても、手作りの食事を用意していた。その上に、決して私のように料理中に注意散漫にならない。食事が最優先で、要領よく調理作業を組み立てている。そのため、美味しいものを一から作るのも素早くでき、負担にならないのだ。

## ぶれないルールを持つ

**フランス式のフードルールは、親子間で食べ物について争うのを防ぐためには、すごくいい方法であることに気がついた。**ぱっと見は、たくさんのルールがあり、選択も限られていて、威圧的に感じるが、実はその逆だ。**親も含め、みんなが尊重するたくさんの決まったルールと習慣があるから、議論や争う余地がない。**フランスの子どもは、一般的には、この構造の中で健康に育つ。そして、食べることが好きになるように、フランスの親は、食べることは楽しく、美味しいと子どもに教える。その結果、子どもたちは喜んでテーブルにつく。**それに反して、わが家では習慣やルールがほとんどなかった。自分自身に、自分の育児スタイルを問うことはなかった。**私の「ふれあい育児法」を見直す時が来たのかもしれない。

それは、子どもたちの「どうして」という質問にも関係している。私の育児観では、「どうして」という質問は子どもが批判的に物事を考えられるようになるきっかけだった。ソフィーが初めて「どうして？」と聞いた時、私たちはほめた。好奇心を育てようと励ましたところ、ソフィーはずっと質問し続けるようになった。これは、義母をイラ立たせた。

「なぜ、ソフィーは四六時中『どうして？』を連発するの？」ジャニーヌが叫んだ。

「私はソフィーに交渉すること、そして批判的に考えることを教えたのよ」

**「でも子どもは親と交渉するべきではないわ！」**ジャニーヌはイライラして、爆発した。

「決まりきったことを質問すべきではない！　特に食べることに関して！」

その時は軽くあしらったけれど、私はあとになって考え始めた。ジャニーヌが正しいのかもしれない。私は子どもたちに自分の意見を持つように励ました結果、親の命令を疑い、可能な限り支配を試みるようになっていた。食事の時はいつも急いでいるので、出した料理が拒絶されると、子どもの要望を受け入れて、パンやパスタなど代わりの食べ物を出していた。子どもたちは、親が食べる物を決めないことを学んでいた。

**フランスの視点ではこれは「ふれあい育児」でも何でもない。「甘やかし育児」だ。伝統的に、フランス人は、物事の分別ができる年齢になるまで（フランスでは7歳と考えられている）自分で**

**物事は決めるべきではない、と考えていて、何を食べるか決めるなんてとんでもないことなのだ。**
それに比べて、私はなんて簡単に子どもの要求に従ってしまっていたのだろう。私は本当に「子ども中心」なのだろうか？　それともただの「ポリシーなしの意気地なし」？

考えていると疲れてきた。ただ、子どもが食べるようになってほしいだけなのに、アメリカ式とフランス式の育児論争につかまってしまったような感じだ。

**子どもたちがフランスの子どものように食べるようになるために、私はフランス人のママのようにふるまわなくてはいけないのだろうか？**　うまくいくかどうかわからなかったが、挑戦する価値があると思った。私は冷蔵庫のドアにルールを貼りつけた。

## 食べることを楽しむ

夫が帰宅すると、「これは何?」と聞いてきた。「あのディナーのことを忘れたの？　私は子どもたちがフランスの子どもたちのように食べるようになる努力をしているのよ」と答えた。

「ちょっと厳しすぎないかい？　僕は食事を楽しみたいよ。そして子どもたちも同じだと思う。このルールを全部一度に実行するつもり？　食べることは喜びで、厳しくすることではないよ」。彼の言葉に自信をなくしたが、クリスマスはもうあと1か月後に迫っていた。子どもたちの食習慣をすぐに変えなければならなかったのだ。

私は「計画」を進化させるために、フランスの子どもはどうやって食べて、食べ物についてどう考えているか知りたくなった。幸いにも、フィリップのいとこのクリステルは、小児科の看護師と幼稚園の先生の中間のような仕事に就いていた。私は、彼女に電話して、今興味を持っていることを話した。クリステルは、たくさんの話をしてくれた。フランスは、19世紀からある、育児科学のパイオニアで、今でも世界のリーダーだという。30年間食習慣と食傾向について研究したフランスの研究者がアメリカの研究者と共同で、7千人のフランス人とアメリカ人の食習慣と、フランス人の親子の研究をしたものがあるという。完璧!

その研究によると、学校に行く年齢になると、フランスの子どもは様々な食べ物を好み、特に野菜にも興味を持つようになるという。その研究で明らかになっている事実は、義母がいつも言っている言葉に通じていることに気がついた。**「少しずつ、全種類食べなくてはだめよ」「不健康な食べ物を一度食べるくらいどうってことはないわ」**

そして、フランスの子どもは、どの食べ物が健康的か(そして不健康か)、なぜそうなのかをよく理解しているという。どこにでもいる子どものように、ピザやソーダ、お菓子も大好きだが、親と同じように、それらを食べる量や頻度は控えめだ。

大人に対する研究もあった。アメリカ人は、食べ物を健康や栄養として考え、心配する傾向にあるというのだ。フランス人は、喜びや、美味しさ、社交、文化、アイデンティティ、そして楽しみと結びつける。例えば、チョコレートケーキの写真をアメリカ人に見せると、頻繁に出る言葉は「罪」であるのに対して、フランス人は「お祝い」だという。

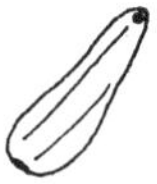

## フランス人のように食べるために

フランスの子どもは、長時間テーブルで過ごし、家族と食べ物について会話して過ごす。伝統的な家族の食事はまだ残っていて、仕事の合間の食事時間も重視している。お店は12時から2時まで閉まり、その間に昼食のために家に帰れるようになっている。研究ではほとんどの子どもが3皿のコースランチを毎日食べていた。半分は学校で。フランスの学校は少なくとも30分かけて食事をして、その後90分間消化に使えるように、2時間の昼休みがある。そのため、学校の終了時間は4時から4時半と遅い。お店は、フランスの伝統的なディナー時間である7時半か8時までに帰れるように7時に閉まる。9時か9時半には多くの子どもはベッドに入る。

ほとんどのフランスの子どもは毎日夕食を家族と一緒に家で食べる。それに比べて、アメリカの大人の40%、そして11歳以下の55%の子どもが1週間に3回未満しか家族と一緒に夕食を食べない。家族と一緒に食べる夕食で、フランスでは子どもに食べ物について教える機会が十二分にある。そして、フランスの子どもは、「新しい食材は当たり前」という大切な教えを学ぶ。フランスの大人はバラエティを愛し、いろいろな食べ物を食べる。そして子どもも同じように育つ。5つ目の食事ルールが思い浮かんできた。

French Food Rule 5

**虹の全ての色の野菜やフルーツを食べよう。同じメニューを週に1回以上食べない**

この食習慣はフランスでは染みついている。フランスの親は、給食のメニューを週の始まりに注意深く見る。子どもが何を食べているか知るためだけではなく、同じ料理が家で重なってしまうことを避けるためだ。唯一の例外は朝食で、ほとんどいつも、ジュース、コーヒーまたは紅茶（子どもはミルク）、バゲット、バターとジャムかはちみつというメニューだ。フランス式の朝食が、健康的な食と合わないように思えたが、バターとはちみつを塗った焼きたてのバゲットは、とても美味しく、気分を上げる効果があった。

## 計画を考える

1週間以上リサーチしたあと、私は「計画」を新しい段階に移した。食習慣を改善するための、決まった行動パターンを作りたかった。それは、何を、どうやって、いつ食べるかを決めるものでなくてはならない。そこで私は、シンプルな表を作った。上段には導入する新しいルール、下段にはそのルールを成功させるために、変えなくてはならないことを記入し、その計画表を冷蔵庫の、フランスのフードルールのリストの横に貼った。

「計画」

| 新しい食のルール | そのために変えること |
| --- | --- |
| 1日4回の食事：朝食、昼食、帰宅後のグテ、夕食 | それ以外の間食禁止。特に寝る前 |
| テーブルでだけ食べる | ベビーカー、車などどこでも食べるのは禁止 |
| ゆっくり食べる | ガツガツ食べない。ひと口ごとによく噛む |
| 子どもは出されたものを食べる。子どもではなく、大人が何を出すか決める | 代わりの食べ物はなし。パンなど「お腹埋め食材」はなし |
| 子どもは大人が食べるものを食べる | 子どものための特別なおかずはなし |

同じメニューを1週間に1回以上食べない
加工食品は週に1回だけ
食べ物の不満を言わない

パスタとパン頼りはやめる
食材を買う場所は地元のマルシェだけ。ハンバーガーやホットドッグ以外でケチャップの使用禁止
不満を言ったら、もうひと口食べる

書き出すと感慨深かったが、とてもうまくいくとは思えなかった。これを守らせるには、作戦が必要だと思った。

「作戦」
1. 事前にルールを話す。
2. 全てのルールは守らなければならない。
3. ルールを導入したら、それを守り続ける。あと戻りはしない。

最初の3つのルールから始めよう。**「おやつを食べない、車やベビーカーで食べない、そしてゆっくり食べる」**。**いいスタートになるだろう。**車やベビーカーは食べかすだらけだから、掃除して、

新しいルールを告げよう。猛反対を予測して、子どもが反対した時にかける言葉も考えておいた。「食事をきちんと食べたら、次の食事までお腹が空かないわ」「お腹が空いているの？　前の食事できちんと食べればよかったわね」。よりポジティブな言葉は、「お腹が空いているの？　素晴らしいわ！　次の食事が楽しみね。次は2時間後よ！」

計画を月曜日から始めることにした。フィリップは遅くなるようだったが、私が実行した方がうまくいくかもしれない。

日曜日の夜、子どもたちに計画を話した。冷蔵庫に貼られたルールを見せた。クレアはまじめにうなずいた。ソフィーは足をバタバタして抗議したが、抽象的な話にすぐに興味を失った。これで覚悟はできただろう、と思ったけれどそうではなかった。

月曜日にソフィーを迎えに学校に行ったら、最初の言葉が、「ママ、お腹が空いた」だった。「素晴らしいわ！　美味しいグテを用意しているわ。クレアを拾って、いくつか用事をすませたら、すぐに家に帰りましょう」。私は予想していたので、すぐに答えた。

「でも私はお腹が空いているの！」

「あなたの好きな手作りのブルーベリーマフィンよ！　車もきれいでしょう！　1時間半も今日掃除したのよ。なくしたと思っていた妖精のおもちゃも見つかったわ！」

ソフィーの気がまぎれることを願いながら話したが、そうはならなかった。「本当にお腹が空いているの！」泣き言を言った。私は作戦を変えた。

「フランスの子どもは車では食べないわ。あなたは半分フランス人なのよ」

「なら、半分は車で食べていいのね！」。私は言葉を失ったが、方針を変えなかった。

ソフィーは乗っている間中ずっと不満を言い続け、クレアも乗ったあとそれに加わった。敗北感とイラ立ちを感じた。家に着いた頃にはクレアは泣きすぎて、何も食べられない状態だった。ソフィーはマフィンを3個、ミルクを2杯飲んで、満足した。クレアは本格的なかんしゃくを起こし、何も食べられない状態で、マフィンをひと口食べさせようとしても無理だった。

私はちょっと不安になった。まだ計画の初日なのだ。最後の手段で私は、食器棚を引っかき回して以前使っていた赤ちゃん用のミルク瓶を見つけ、ミルクを温めてその中に入れた。それを飲むとクレアはようやく気持ちを落ち着かせて（まだしゃっくりをしていたけれど）私の膝の上に座って、一緒に絵本を読んだ。この騒動で、私が温かいミルクで気持ちを落ち着かせたいくらいだった。

その次のハードルはディナーだった。私は子どもたちが好きなmousse《ムース》 au《オ》 chocolat《ショコラ》（チョコレート・ムース）を用意していたが、同時に子どもたちがあまり好きでない魚とかぼちゃとポテトの料理も作っていたのだ。

我ながら賢いことに、マッシュポテトを先に出して、子どもたちに円錐状の山の形をした火山を作らせた。真ん中に穴をあけてバターを入れて、それが溶けるのを見るのだ。子どもたちはこれに満足して、普段ほとんどマッシュポテトを食べないクレアでさえ何口か食べた。だけど、魚とかぼちゃが出てくると、子どもたちの防御が強くなってきた。クレアはまだ、おやつについて怒ってい て、涙ぐみながら文句を言った。ソフィーはフォークを置いて、腕を組み、にらみつけてきた。私はフォークで魚をひとかけらずつ刺し、むきになっていた。**子どもに食べることを強制してはいけない、というもう一つの大切なルールを忘れていたのだ。**今ならその間違いがわかる。そして、マッシュポテトを食べ過ぎて、もうお腹が空いていなかったことも。その上、ソフィーはその前に3個もマフィンを食べている。

絶望的になりながら、私は秘密兵器を出した。デザートだ。「食べなければ、デザートはなしよ」チョコレートムースを冷蔵庫から出して、二人に見せながらきっぱりと言った。明らかに間違いだった。クレアの泣き叫ぶ声が大きくなり、ソフィーは逆上した。「ムースが食べたい！」

「魚を食べなかったら、ムースはなしよ」

「かぼちゃは嫌いなの！」ソフィーは叫び、クレアがそれに同調した。「私も！」

「食べ物の不満はなしよ」私はキレた。「文句を言うなら、もうひと盛り食べることになるわよ」

私は、スプーンいっぱいのかぼちゃをソフィーのお皿にのせた。

このやり取りを数回繰り返したあと、ソフィーが「いいわ！　私は何も食べないから！」と、テーブルを離れた。クレアは二番目の子どもにありがちな様子で、私とソフィーを見比べて慎重に判断して、ソフィーのまねをしてテーブルを去った。腹を立てながら、私はムースをしまった。**私はルール2の「食べ物は、罰やほうびではない」を完全に忘れていた。**

その夜はますます悪い方向に向かった。歯をくいしばって、私は二階に行き、いつものベッドタイムを始めた。お風呂、パジャマ、歯磨き、寝かしつけ、そして物語の時間。物語を話すことは、子どもとの大切な時間になっていた。まだフランスに慣れない頃、空想の妖精の友達を二人に作って、物語を話していたのだ。ソフィーとクレアはそれなしでは寝ないほどに、大切な習慣になっていた。

私がソフィーのベッドに寄りかかった途端、ソフィーは「お腹が空いているの！　寝る前のおやつが欲しい！」と言った。私は、心の中で笑みを浮かべ、用意していた言葉をほがらかに答えた。

「お腹が空いているのは、夕ごはんをきちんと食べなかったからね。心配しないで、朝ごはんをいっぱい食べましょう」

「もうママは私の友達じゃないわ！　いじわるだから！」ソフィーは思いつく中で、一番ひどい言葉を言おうとした。

「ソフィー」私は穏やかに言った。「私はあなたの母親で、友達じゃないわ。物語は聞きたい？」

「聞きたくない！」私から顔をそむけてソフィーは答えた。

「ハグは？」

「あっち行って！」

部屋を出る時、すすり泣く声が聞こえた。私も泣きそうだった。ソフィーがベッドタイムの物語を拒んだのは初めてだった。クレアの部屋では、クレアもまだ泣いていた。私はあきらめて、ミルクをもうひと瓶温めてあげた。これでせめてハッピーな気持ちで寝てくれるように。

胃が痛くなってきた。誰もよく食べてくれなかった。ソフィーは怒りと空腹の中で眠り、クレアは赤ちゃんの習慣に戻ってしまった。今までしたことがないけんかを子どもとしてしまった。私は改善するどころか、悪化させてしまった。「計画」はうまくいかなかった。これは子どもが食べ物を好きになるやり方ではない。フランスに来たことを後悔してきた。私たちは友達も少なく、みじめな思いをしている。その上、私は食習慣まで変えなければならないのだろうか？

ラッキーなことにフィリップの電車は遅れたので、帰って来た頃には子どもたちは寝ていた。今夜のことを話したら、フィリップは思慮深い答えをくれた（夫の好きなところは、決して「だから言っただろう」と言わないことだ）。

**「フランスの食習慣は子どもや自分たちにとっていいことだけど、罰を与えることでそれは身につかないよ。ルールはいい案だけど、食べ物を好きになるには厳しすぎる。もっと楽しくなくちゃ。おもしろおかしい必要はないけれど、喜びでなければ」**

フィリップは私が犯した間違いのポイントを的確に指摘した。私は新しい習慣を力づくで導入しようとしていた。「計画」が文字通り実践されることにこだわったが、うまく適用できない場合は、フードルールは個人を尊重しない、感情の暴力になってしまう。**私に必要だったのは、厳しく罰を与えてコントロールすることではなく、きっぱりと、そしておだやかに優しくサポートすることだったのだ。**そして、フランスの食文化の大切な要素を忘れていた。食を社交の楽しさと結びつけ、食事をおいしく食べることだ。初日にかぼちゃを出さず、もっと柔軟に行うべきだった。

**フランスのフードルールが文字となっていないのは理由があるのだ。それは毎日の習慣や慣習であって、規則ではないのだ。**

食事の実験が失敗に終わったあと、私はあきらめていた。クリスマスは近づいていたが、もう一度挑戦するエネルギーがなかった。私の気分は寒い雨模様のみじめな天気と同じだった。唯一の明るい材料は、子どもたちが、いとこが全員集まるフランスのクリスマスを楽しみにしていたことだ。雪のないクリスマスでも、素晴らしく思えた。ここに来てよかった、と少し思えるようになった。だけど、子どもたちのディナーでのマナーがまだ少し心配だった。

## 食の見直しは親から

「リラックスしなよ。君が神経質になったら、子どもたちもそうなる。君が新しい食べ物を食べたら、子どもたちもそうする。子どもたちは、友達や家族が新しい食べ物を楽しんでいたら、自分たちもそうしやすい」

フィリップはクリスマスディナーのホストである、叔母の家に向かう途中にそう励ましてくれた。私は彼のアドバイスを心に留めた。私たちが到着した時、すでに家は人でいっぱいで、会話があちらこちらで繰り広げられていた。30人もいると、あいさつとキスで30分以上かかった。すでに、クレアとソフィーはどこに行ったかわからなくなったが、いとこたちにつき添われて、子どもテーブルに座っていた。私は子どもたちのことを心配し過ぎないことに決めた。子どもが多すぎて、誰も子どもたちがどうしているかなど気にしていないようだった。ディナーは私が期待していたよりずっとスムーズに進んだ。学校と保育園は、私が家庭で教えるよりずっとよく教えてくれていたのだ。二人とも大きな子と同じように、ディナーの間中、席に座っていた。フォアグラは礼儀正しく断ったが、舌にとろけるようなホロホロ鳥を喜んで食べていた。ほかの物はあまり食べていなかったが、誰も気がついていなかった。

　ユーゴとヴィルジニーのディナーの時と同じように、子どもたちは遊び始め、大人たちは会話を楽しみ続けた。リッツホテルで出されるようなフロマージュのあとは、みんな集まってbûche《ブッシュ》 de《ド》 Noël《ノエル》（伝統的な切株の形に似せたケーキ）を喜んで食べた。起きている子どもの中で一番小さいのがクレアだったので（赤ちゃんはもう寝ていた）、クレアが一番最初にケーキをもらった。

10時を過ぎると、クレアはかんしゃくを起こすのでは、と心配していたが、まだ起きていた。まだまだ美味しい料理がキッチンから出てきていた。いとこたちは、これが当たり前のようにふるまっている。夜中になる頃、ソフィーとクレアをどこに寝かせようと考え始めたが、親戚に何度も阻止された。「なんで寝かせるの？　楽しみを逃すわよ！」

ソフィーとクレアは結局、夜中のシャンパン（ほんのひと口！）まで起きていたが、やがてソファとカーペットのすみで丸まって、眠りに落ちた。5時間以上テーブルについて、お開きとなったのは夜中の2時だった。フィリップと私は子どもたちを肩にかついで家を出た。

帰りの車の中で、今夜はなんてうまくいったのだろう、と振り返った。フィリップの言う通りだった。フランスの家族は子どもによく食べるように励ますが、それに争いは伴わない。両親は、早くから、子どもたちが食習慣を大人や周りの子どもをまねしながら、少しずつ吸収できるようにしているのだ。**私はルールを習慣、あるいは長期的な目標のように扱わなければならない。そして、フランス式の食育をまず自分から始めなければならない、と思った。**私は自分の食習慣を変えないまま、子どもたちのものを変えようとする、という間違いを犯した。**まずは自分の食習慣を直さなければならない。私が食べることを楽しまなければ。**ラッキーなことに、最近知った研究に、どのように進めたらいいかヒントがあった。

*Chapter 6*

# コールラビ実験

## 初めての食べ物が好きになる方法

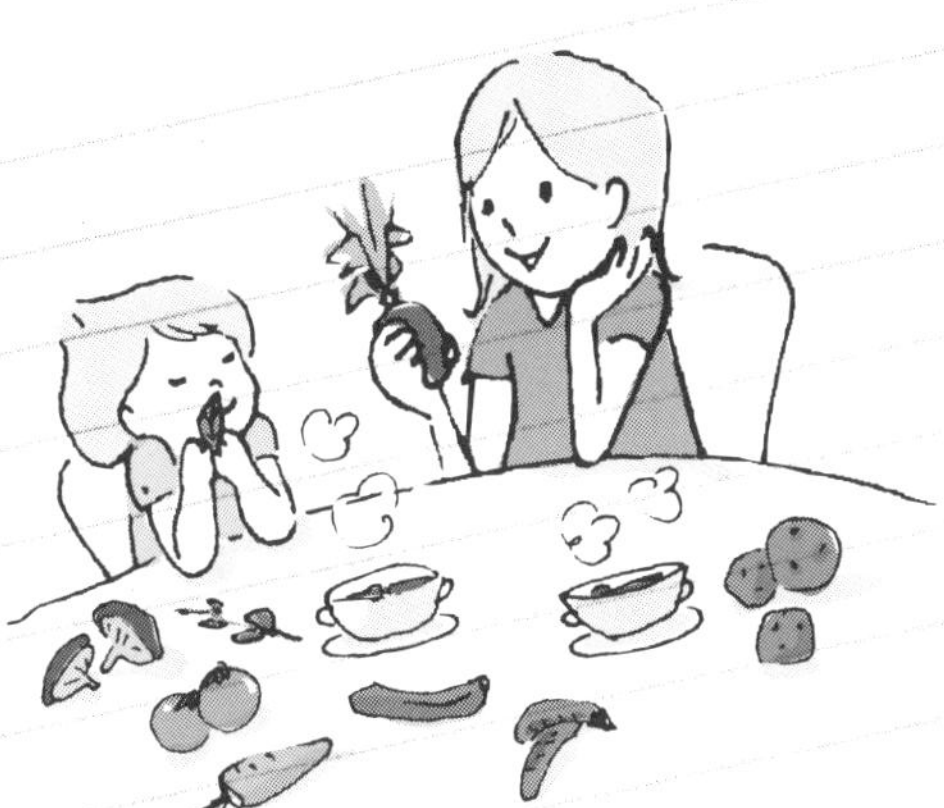

# 大人からのメッセージが重要

今年の目標はシンプルなものだった。3月までに、子どもたちが新しい食材を10種類食べ、美味しいと感じる、というものだ。とりあえず、子どもたちがあらゆる種類の食べ物を食べられるようになることに集中しよう。そしてそのあと、ほかのフードルールに移行しよう、と私は考えた。

たまたま見つけた研究で、より決意を強くした。10年前、二人のアメリカ人の研究員が、**子どもの味覚や食習慣は、幼少期に形成されるということを立証したものだ。**9か所の保育所で、3歳から5歳の120人の子どもたちをABCの3つのグループに分けた。

実験初日、3つのグループの子どもたちは、全員おやつに野菜を与えられ、各々の食事の好みが記録された。その中に、意図的に見たことのない野菜が含まれていた。1個丸ごと薄く切ってあるコールラビだ。おやつのあとに子どもたちはインタビューされたが、誰一人コールラビを知る子はいなかった（大丈夫！　私もコールラビは知らなかった！　カシミール地方のキャベツの仲間だ）。

実験の2日目に、子どもたちに絵本の読み聞かせを行った。Aグループの子どもたちは、小さな男の子がおじいさんの庭で、コールラビを除くほとんどの野菜を美味しいと感じる内容の話を聞いた。「コールラビは食べなくてもいい」という男の子のセリフがどのページにも繰り返された。B

グループの子どもたちも、同じ内容の本を聞いたが、「コールラビくらい美味しい」という前向きな表現に書き変えられたものだった。Cグループの子どもたちは、ほかのグループと同じような長さの本を聞かされたが、食べ物は出てこなかった。読み聞かせのあと、コールラビに対して前向きなメッセージを受けていたBグループの子どもたちの3分の2が、コールラビを正しく認識していた。そして、コールラビを食べるよううながされた時に、食べないと主張したのは、コールラビに対して否定的なメッセージを受けたAグループの子どもたちだった。

奇妙な実験だが、これは子どもの味覚は、大人が思っている以上に適応力があるということを証明している。さらにもっと重要な点は、子どもが食を愛するように育てることは、シンプルにできるという点だ。つまり**日常的に大人が、楽しそうに、心に留めながら、食べ物について前向きなメッセージを発していれば、子どもは自然にいろいろな物を食べることを覚えるのだ。**仲間から受ける影響力は大きい。食べることに消極的な子どもでも、周りにいる大人やほかの子どもの影響で、思わず食べてしまうだろう。

## フランスの子どもも新しいものを怖がる

**私は、フランスという国は、もう何百年もの間、このコールラビ実験が繰り広げられている国で**

**あることに気がついた。**ほとんどのフランスの子どもは、3歳になるまでに口にしていないものは、アルコールとオファール（そのうちみんな好物になるフランスの内臓肉のご馳走）くらいだ。

もちろん、フランスの子どもたちの中にも、新しいものを口にすることに不安を感じる子もいる。リヨン市で託児所を運営するようになったフィリップのいとこのクリステルによると、新しい食べ物に恐怖を抱く、「新奇恐怖症」（文字通り、新しいものを怖がる症状）という科学的な言葉もあるらしい。彼女の話では、新奇恐怖症は、子どもたちが自分たちで食べ物を口に運び始める2歳前後に現れるそうだ。その現象が現れる原因は科学者たちの間で意見が違うが、専門家たちは食べ物の好き嫌いには遺伝的な要素が多少影響しているが、同時に文化的な要素も関係しているということで合意している。**つまり、子どもは何を好み、何を嫌うかということを「学ぶ」のだ。そして、これは本当に小さい頃に決定づけられる。**

いくつかのリサーチによると、生まれて1年目の食体験が、食べ物の許容範囲やのちの人生の食べ物の好き嫌いに影響するとしている。そして、次に、新奇恐怖症は成長における一段階であってずっと続くものではないが、うまく導かないと人格にも影響してしまう可能性もある。

私は希望を持った。彼らによると、新奇恐怖症はそもそも精神的な理由で引き起こされる。子どもの食べ物に対する嫌悪感は、生理学上のものではなく、精神的なものとして捉えられていた。だから、フランス人の親は、子どもが新しい食べ物を拒否することを予想し、それをごく普通の一時的なものとして考えている。**ほとんどの親は、子どもは与えられた食べ物に対する本当の好き嫌いを表現しているわけではなく、自分の限界を試しているのだと考えていた。**だから、好き嫌いを親子の力関係に発展させない。**つまり、子どもが食べ物を拒んだら、親は騒ぐことなく、それを下げる。しかし、代わりのものは絶対に与えない。親たちはこのルールをしっかり守っていた。**

## 子どもの拒否にいちいち反応しない

フランスの育児書には、「食べ物の拒否は、代わりのものがなければ持続しない。子どもが食べ物を拒否した時は、『この状況は、いずれ過ぎる。私が反応しなければ、子どもは食べ物を拒み続けることはない』と親は静かに無関心を装うのがいい」と書かれている。これは、私が取っていた行動とはほど遠かったが、フランス式の方がストレスがないことは言うまでもない。

このような考え方を、フランス人は毎日の育児の中に取り入れてきた。子どもは本来食べ物に大変関心があり、ほとんどの食べ物は習得できる味をしているから、子どもがそれらを習得できるように導くのが親の役目であると信じている。そのため、**幼少期になるべく多くの食材を子どもに楽しませることは、子育てにおいて最も大事な任務の一つであると考えていた。**親のきちんとした導きがあれば、子どもは新しい食材を次から次へと試し、それらに対する嫌悪感を示すことはないのだそうだ。
だから、フランス人の親は、子どもたちを必要以上にコントロールしようとしない。親がプレッシャーを与えれば、それが跳ね返ってくることを知っているのだ。だから子どもに強制したり、罰を与えたりもしない。ブレることのない規律と食慣習によって、子どもたちが自然に新しい食材を口にするよう導いているのである。子どもたちが新しいことに挑戦するようフランスの親たちが使うのが、次のルールだ。

French Food Rule 6_a

## 好きになる必要はない。でも、試してみなければならない

子どもたちのPapi《パピー》（祖父）は、新しい食材を子どもたちに紹介する時に、このルールを上手に使っている。コツは、子どもたちに主導権を握らせること。例えば、彼はディナーの前にみんながカクテルを飲んだり、オリーブやクラッカーやナッツをつまむアペリティフ（食前酒）の時間を見計らって子どもたちに声をかけたりする。フランスの子どもたちは、普段と違う形式で食べるこのアペリティフの時間が大好きだ。フランスの大人に認められている唯一のスナックといっていいこの形式は、家族がテーブル以外で食べるただ一つの機会でもある。テーブル以外のいかなる場所でも

食べることを禁止されている子どもたちにとって、アペリティフはワクワクした気分になれるイベントだ。

そのため、パピーがアペリティフの時に何か新しい食材を子どもたちに勧めたら、たいていの場合うれしそうにそれを受け入れる。よく勧められるのがオリーブだ。「Vas-y《ヴァジィ》！（がんばれ！）」と周りの大人たちからも励まされる。しかし、強制はしない。

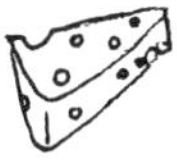

## さりげなく新しい食材を勧める

子どもたちは、たいてい自分たちに注意が向いていない時に、用心深くその新しい食材を試してみるだろう。彼らの反応は静かに受け入れられる。もし子どもが「Non《ノン》, merci《メルシー》（いいえ、結構です）」と丁寧に断ったら、「いいよ。またいつか食べてみようね」と返す。反応がよかった場合は、「オリーブ美味しかった？　じゃあ、これも食べてみて」と違うタイプのオリーブが勧められることもある。こういったやり取りがインターバルを置いて何度も重ねられる。すると、いつしか子どもはその新しい食材を食べられるようになるのだ。

パピーの手法は、フランスのアプローチを物語っている。大人たちは騒いだり、子どもに張りついたり、心配したりしない。**決して、親は機嫌を損ねない。子どもが食べることを拒否したら、親**

**は多くを語らずその食べ物を下げる。ただし、代わりのものは与えない。**「間食禁止」のルールがあるから、次の食事の時までには子どもがお腹を空かせることを知っているのだ。

結果的に、食事は権力争いにはならない。目新しいものや交流もある楽しい日課だ。子どもたちは何の疑問も持たずにテーブルにつき、自分たちが食べるものを両親が全て決めることを受け入れ、うれしい驚きと共に、ひと口ひと口楽しむ。フランスの子どもたちには、拒否するという発想がないのだ。純粋なこの営みに、いつも私は驚かされる。

## 親が食事の主導権を握る

フランスの親たちは一体どうやってこれを徹底させるのだろうか？　答えは、赤ちゃんの授乳に威厳を持って挑む母親たちの姿にある気がした。授乳の姿勢からして、フランスは北アメリカとまるで違う。ソフィーがまだ赤ちゃんだった頃の私の授乳の様子を見てみよう。私が知っている周りのほとんどの赤ちゃんがそうであったように、ソフィーにも欲求のままに母乳を与えていた。ソフィーが8か月になる頃、1日のスケジュールは次のようなものだった。

午前1時　授乳

午前4時　授乳
午前7時　授乳
午前8時半　赤ちゃん用のシリアル↓（20分間の睡眠）
午前11時半　授乳
午後12時半　野菜のすりおろし、赤ちゃん用のクラッカー↓（20分間の睡眠）
午後2時半　授乳↓（20分間の睡眠）
午後5時　授乳
午後6時　フルーツのコンポート、またはヨーグルト↓（20分間の睡眠）
午後9時　授乳↓（夜の就寝）

私は、3時間置きに（あるいはもっと短いインターバルで）ソフィーの欲求のままに母乳を与えていた。夜中は必ずといっていいほど、午前1時と4時に起こされ、私は疲労でゾンビと化していた。耐えることができたのは、この状況が全ての母親が通らなければならない道であるという私の思い込みだった。しかし、そんな時、フィリップの古いフランスの友人宅を訪ねたのだ。同じく8か月の赤ちゃんのいるカップルだったにも関わらず、全くしんどい様子はなかった。

8か月のクレマンの食事スケジュールは次のようなものだった。

午前8時　起床240mlミルク↓（2～3時間の睡眠）
午後12時半　野菜スープ、フルーツのピューレまたはヨーグルト↓（2～3時間の睡眠）
午後4時半　240mlミルク↓（1時間の睡眠）
午後7時　250mlミルクと潰した赤ちゃん用シリアル、または野菜スープ↓（夜の就寝）

クレマンが、ミルクをガブ飲みし、ピューレをガツガツ食べ、どの食事のあとも、幸せそうに何時間も眠りにつく様子に驚きが隠せなかった。私たちが滞在した期間中、毎晩スヤスヤと夜通し寝ていたのだ。

**クレマンの4回の食事は、毎日全く同じ時間に出された。たとえそれが5分だろうと、時間より早く出されることはなかった。**食事と食事の間に与えられていたものは、水のみ。既にクレマンは、自分が何を食べ、どこで食べ（ベビーチェアーでだけ）、そしていつ食べるかを決めるのは、大人であることを理解していた。

フランスの子どもたちはクレマンのように育てられる。**毎日の食事は親に主導権があることを小さい頃から学ぶ。**新しい食材を試さなければいけないことも知っているのだ。そして、子どもたちがこの考えに慣れてきた頃、フランスの親たちは次の段階に進むのだ。

French Food Rule 6_6

## 好きになる必要はない。でも食べなければならない

フランスの親は、普段子どもたちが好んで食べる、慣れ親しんでいる食べ物にこのルールを適用する。このルールは、子どもたちに魔法のような効果をもたらす。

普段は好きで食べていたものを出した時に、「これ嫌い！」と子どもに言われたら、私はすぐに心配になった。「もっとバターを入れた方がいいのかしら？」と、味を変えようとした。浅はかだが、私は自分の主張を通すことより、子どもたちが食べることを優先させていた。これが普通のことのように思えた。今になって気づくのは、**私は子どもたちの好みや自主性を重んじてあげたい気持ちと、良質な食事をしてほしいという思いの間で揺れていた。**個人の選択を重んじる北アメリカでは、子どもたちは好きでないものは食べなくてもいいと考えられている。しかし一方で、親は良質な食べ物を食べていないことを心配する。その結果、食べ物に対して心配している親を感じとり、子どもたちはますます食べなくなるという悪循環を生み出す。

フランスの親は、子どもにそこまでの選択肢を与えない。**仕事でも職場でも、よく食べることは社会の中で生きていくためのスキルだ。公衆で、食べ物の好き嫌いを言うことは、フランスではマ**

**ナーが悪いこととして捉えられ、決して見過ごされない。**もし、子どもたちが過去にある特定の食材を食べ、それが好きであったなら、適当な気まぐれは許されない。優しく、しかしきっぱりと、それを食べるようにうながされるのだ。

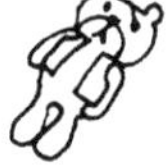

## 新しい食材はなるべく2歳までに与える

さらに、フランスの親たちは、もう一つ、北アメリカのほとんどの親が知らないことを知っている。フランスの小児科医は、子どもの食欲は、2歳から4歳の間のどこかで下降することを親に忠告する。これは、子どもの成長のスピードがゆっくりになる身体的な理由と、イヤイヤ期からくる精神的な理由によるものだ。フランス人たちは、この期間を「反抗の時期」と呼ぶ。彼らは、新しい味や風味や舌触りを紹介するために、限られた期間しかないことを知っている。**そのため、最初の2年間で、広い範囲の食べ物を子どもに与えるのである。**

フランス人と北アメリカ人では、「広い範囲の食べ物」に対する考え方が違う。北アメリカの親が読む育児本は、オメガ3や鉄といった微量栄養素について書かれているが、フランス人たちは栄養素にはあまりこだわらない。それよりも、**小さい子どもたちには、とにかくいろいろな味や食感や色の食べ物に慣れさせるべき、と考える。**つまり、フランスの親たちは、食事ごとに野菜のピューレの色を変えるといった工夫を加えながら、いかにして新しいものへの期待感を膨らませるかを重要視する。**そして、子どもにたくさんの野菜や加工していない自然の食べ物、さらに良質のおやつを与えることによって、子どもが「本物」の食事を楽しむことができるように鍛えるのである。**

「子どもたちにはなるべく加工されていない、店頭で売られていない、家庭で作られた食事を与えなさい。そうすれば、それに親しみを覚え、それを愛するようになるから……」というのが、フランスの親たちが信じている食習慣の大事な法則だ。**しかし、だからといってフランス人は、目くじらを立て、全ての「ニセモノ」の食べ物を禁止したりしない。それよりもバランスよく食べ、「本物」の食べ物を口にした方がいかに健康的であるかを実感できるように、子どもを導くのである。**

## 一から始めよう！

これらのことを知れば知るほど、私の不安はますます募っていった。ソフィーは6歳になったばかりだったが、すでに遅過ぎるような気がした。新しい食べ物を試すのも嫌がっていた。

それに、果たして私の準備も整っていただろうか？　私はまだ圧倒されていた。子どもたちをミシュランのシェフにでも育てるつもりで、多様な食材に慣れ親しむように計画を練らなければならないのだろうか？

そんな時、一つの考えが浮かんだ。一から子どもたちの舌を鍛えてみてはどうだろう？　確かにまだ口にしていないものが多かったけど、今から始めてみては？　段々ワクワクしてきた。ピューレをスープにして与えればいい。そうすれば、野菜の外見と食感をなくすことができる。スープで新しい味を体験したあとに、ゆっくりとほかの形状に慣れていけばいい。フランスの赤ちゃんたちも同じように学んでいるのだ。

**12種類ほどの野菜を選び、1か月かけて子どもたちに親しんでもらえればいい。家庭版コールラビ実験だ！**　新しい食材を口にしたくないと言ったら、においを嗅いだり、それを言葉で表現したりさせてみよう。それも新しい食材と向き合うことだ。ただ、その食材を好きになってもらうためにも、ほんの少しでも口にしてもらうことが重要だ。だから、その食材が3度目にテーブルに登場した時は、子どもたちはその食材を試さなくてはならないことにしよう。しかし、食べる必要はない。**フランス式に従って、代わりのものは与えないが、食べるように強制することもやめよう。**

料理本を読み漁り、「試食メニュー」を1週間分作り上げた。食事ごとに新しい野菜を一つ、スープの形で前菜として与えることにした。迷った挙げ句、最初にリーキ（西洋ねぎ）とほうれん草を選んだ。フランス人によると、どちらも「柔らかい」野菜に属する上に、ほうれん草の濃い緑色もチャレンジしがいがあるように思えた。さらに、私の大好きなパプリカも加えた。一つくらい濃密な食感があった方がいいと思い、レンズ豆のピューレとなじみのあるにんじんも加えた。

スープは、赤ちゃん用のピューレと同じように、シンプルに。一つの野菜の味がきちんとするように、各々のメニューは一つか2つの材料で作り、塩やほかのスパイスを加えるのもやめた。気に入れば、その週の後半にメイン・ディッシュとして、あるいは生の形態で再び食卓に登場させる。

**でも何より、新しい食材の試食を楽しいものにしようと決めた。**

## 計画実行の準備

フランス人愛用の離乳食作りの機械「ベビー・クック」も手に入れ、準備は整った。私は、自信たっぷりに、今は満杯となった冷蔵庫の扉にメニューを貼りつけた。

月曜日：クリーミーなにんじんスープ
火曜日：素敵なねぎスープ
水曜日：愉快なパプリカのピューレ
木曜日：美味しいレンズ豆のスープ
金曜日：スペシャルほうれん草のソース

メニューに、魅力的な名前をつけようと提案したのは夫だった。子どもたちに読み上げた時に、美味しそうに聞こえるからだ。

「全てマーケティングだよ」と夫は言った。「**テーブルクロスやカトラリー、ナプキンや器もプレゼンテーションだ。メニューの名前もそう。魅力的な名前をつければ、子どもたちも興味をそそられるだろう**」

フランス人の友人たちは、食卓を素敵にする工夫に協力を惜しまなかった。子どもたちのために、かわいい食器も揃えてくれた。これで娘たちの新しい食材への挑戦は、うんと楽しいものになるだろう！

## 料理上手なMamie《マミー》(祖母)のヘルプ

それでも、私はまだ計画を実行するのを躊躇していた。失敗したらどうしよう？　私がウジウジしていたら、とうとう見るに見かねたジャニーヌが動いてくれた。ある日、「ディナーに来たわ！」とかごいっぱいの野菜を手に家を訪れ、「今やっている仕事を片づけなさい」と言いながら、優しく私をキッチンから追い出した。数分後、キッチンから揚げた玉ねぎのいい匂いが漂ってきた。ほかのフランスの女性同様、ジャニーヌは料理が上手だった。ほんの少しの調味料やハーブやスパイスで驚くほど美味しいものを作ってしまうのだ。

子どもたちも、彼女の料理が大好きだった。中でも、手作りのおやつはお気に入り。まだ温かくて新鮮なバゲットを12センチほどに切り開き、牛が食べたものによって毎週色が変わる地元の農家で作ったバターを塗り、ダーク・チョコレートを小さく刻んでバゲットの間に挟んだおやつを作ったりした。手が汚れないようにバゲットの端をペーパータオルに包み、楽しみに待っている子どもたちに手渡すと、子どもたちは大喜び。美味しくないはずがない！

このおやつのいいところは、特別感があると同時に、健康的である点だ。ダーク・チョコレートはミネラルが豊富だし、パンとバターは、活動的な子どもが必要とする炭水化物や糖質を含んでいる。**ただし、おかわりはダメ。エネルギーが詰まった一品だから当面満足はするだろうが、夕食を食べる頃には、お腹がきちんと空くおやつなのだ。**

マミーの計算は正しかった。娘たちは、食卓に呼ばれるまで2時間お腹がもったが、夕食までにはちゃんとお腹が空いていた。「テーブルにつきなさい！」とひと声かけただけで、子どもたちはすぐ庭から飛んできた。

テーブルには、ナプキン、カトラリーや初めて目にする子どもたち用の食器が並んでいた。席にも、小さな献立表があった。興味津々な子どもたちに、「スペシャルほうれん草ソース」と私は読み上げた。

食事は、テーブルに運ばれた蓋つきのスープ皿で始まった。

「中には何が入っているかな？」と私は前かがみになって覗き込んだ。蓋を取ろうとした私の手をマミーが遮り、「彼女たちに任せて」と注意した。

蓋を開けてみると、濃い緑色のソースの上に、小さいバターの固まりがゆっくり溶けていくのが見えた。湯気が上がっている。娘たちは、じっと眺め、バターが歯をむき出しにして笑っている顔になるように、芸術的に浮かべられていることに気がつくと、笑った。

「早く！　消える前に食べてしまいましょう！　先にどっちを食べる？　目、それとも歯？」とマミーは楽しそうに言った。

先に口をつけたのは、クレアだった。目を形作っていたバターと共に、緑色の液体も口に運ぶ。反応はない。次は、ソフィー。歯を形作っていたバターと共に、スープを口に運んだ。躊躇しながら、2口めも。しばらくすると、バターの笑顔は消えた。しかし、子どもたちは、スープ皿の底まで一気に飲み干した。底をきれいにスプーンですくうと、かわいい2羽のうさぎの絵が現れた。娘たちはおかわりを求めてスープ皿を差し出した。

マミーの訪問のお陰で、いいスタートを切ることができた。「お祭りのように、楽しく」と私は、**毎日夕食が近づくたびに、自分に言い聞かせた。また、私が食べ物について神経質になり過ぎた時は、「食卓は、最も幸せな場所であるべきだ」と夫が私に思い出させてくれた。**

カナダにいた頃は、食事の準備の時間は緊張を強いるものだった。しかし、幸いにも、今はその頃より時間がたっぷりあった。フランスの子どもたちの習い事は、6歳か7歳になるまで始まらない。そのため、食事の準備にもたっぷり時間をかけることができたのだ。

## 新しい食卓で

食卓で子どもたちにかける言葉にも気を配るようになった。

「好きじゃなかった？　まだ、何回も味わってないものね。次は気に入るかも！」

驚いたことに、計画は順調に進んだ。新しい食材を初めて出した時には口にしないこともあったが、2、3週間経った頃には、リスト上の食材は全て口にしていた。まさしく育児書から学んだもう一つの法則そのものを表していた。**子どもたちの栄養のバランスは、1回ごとの食事で考えるのではなく、1週間、または数週間かけて判断すればいい。**

初めての食材を子どもたちが拒否した日も、その食材を子どもたちの目の前に置いたままにした。私たちが食べるのを見て、子どもたちもそれをほんの少し試食してみよう、という気になることも多かった。

そして、スープで試食した1週間以内に、同じ食材を違う形で出すように試みた。ピューレを作る前に、野菜の一部を取っておいて、数日後に冷蔵庫から取り出せばよかった。野菜を千切りにして蒸すと、食べやすいようだった。

**「重要なのは、これらを試食してみることで、たくさん食べることではないわ」**と私は自分に言い聞かせた。量が少しだったから、私も娘たちもプレッシャーがなかった。また、新しい野菜を子どもたちの好きなものと一緒に出すように気をつけた。その結果、最初の数週間は、いつもより多くパスタが登場した。パスタの時は、麺と野菜を一緒に出して、「パスタをひと口、野菜をひと口」と交互に食べるルールを、親も一緒になって実行した。

## 食卓をもっとハッピーに囲む

もっと重要視したのは、私か夫のどちらか一人が必ず子どもたちと食卓につくことだ。それまでは、子どもたちが食卓で食べる間、一人は仕事で不在、もう一人は洗濯したり、掃除したり、メールをしたりというパターンが多かった。しかし、この機会に子どもたちと食卓を囲む時間を大切にするようになった。子どもたちが食べるものと全く同じものを親も食べた。子どもたちの前で親が食べるものが、子どもの食習慣を左右するということを、私はリサーチで学んでいたからだ。

そして、「お祭りのように楽しく」というテーマにふさわしく、私は子どもたちに罰を与えるのをやめた。また、フィリップのお母さんが私にさとしたように、フランス式の食事には、流れがある。**大事なのは、前菜、メイン、そしてデザートと食事を順番通りに食べること。**つまり、前菜とメインを食べなければデザートは食べられないということだ。

同時に私は、ソフィーが食べ物について文句を言わないよう注意を払った。それまでソフィーは毎回食べ物について文句を言い、クレアにも影響を与えていた。私が注意してもソフィーの文句が収まらない時は、マミーの手法を実行した。食べ物の文句を言ったら、デザートはなし。**そして、食卓では常に前向きな言葉を使うようにうながした。その結果、ソフィーもみんなも、もっとハッピーな気持ちで食卓を囲めるようになったように思う。**

フィリップと私も、娘たちと食卓でスープを飲むことに思いがけない楽しみを見出していた。また、週の後半に違う形で食材を再登場させなければならなかったため、私も、もっとクリエイティブに腕を振るうことが要求された。**当然、新しい食材に挑戦しながらのディナーは、以前より時間がかかるようになった。しかし、テーブルでの会話も増え、食事の時間がもっと楽しいものとなった。**

当初、積極的な助言をしてくれた義理の両親は、その後何週間も黙ったままだった。私はこれを前向きな評価として受け取っていた。

そんなある日、「こんなに新しい食材を食べるようになった娘たち、すごいと思わない？」と、私は我慢できずに、ジャニーヌについつい言ってしまった。

「そうね、でも……」と切り出した瞬間、私は嫌な予感がした。**「あなたは、特別な食事を準備するのに時間をかけ過ぎだと思うわ。始めから、あなたが食べるものを、あなたと同じ時間に同じ形で子どもたちに与えていたら、もっとシンプルだったのに……」**

傷ついたが、返す言葉がなかった。フランスの子どもたちと比べると、娘たちはいまだに食べ物の好き嫌いが多く、うるさかった。それにお菓子もたくさん食べていた。

落ち込んだ私を、再び夫が慰めてくれた。「子どもたちはまだ第1段階にいる。違う味を覚えることは、アルファベットを覚えるのと一緒さ。これを覚えたら、読むのを覚えるのと同じように、フランスの料理も食べられるようになるよ」

義母の言葉を乗り越えるのに、数週間かかった。しかし、夫の言っていることが正しいことに私は気づいた。計画の第2段階に入る時がきたと私は感じていた。いろいろな種類の食べ物を知った娘たちに、そろそろ本格的にほかのフランスのフードルールを適用してもいいだろう。それによって、本当にフランス人のように食事ができるようになるかどうかが決まるのだ。

# Chapter 7

# ４回の決まった時間の食事

## フランスの子どもはなぜ間食をしない⁉

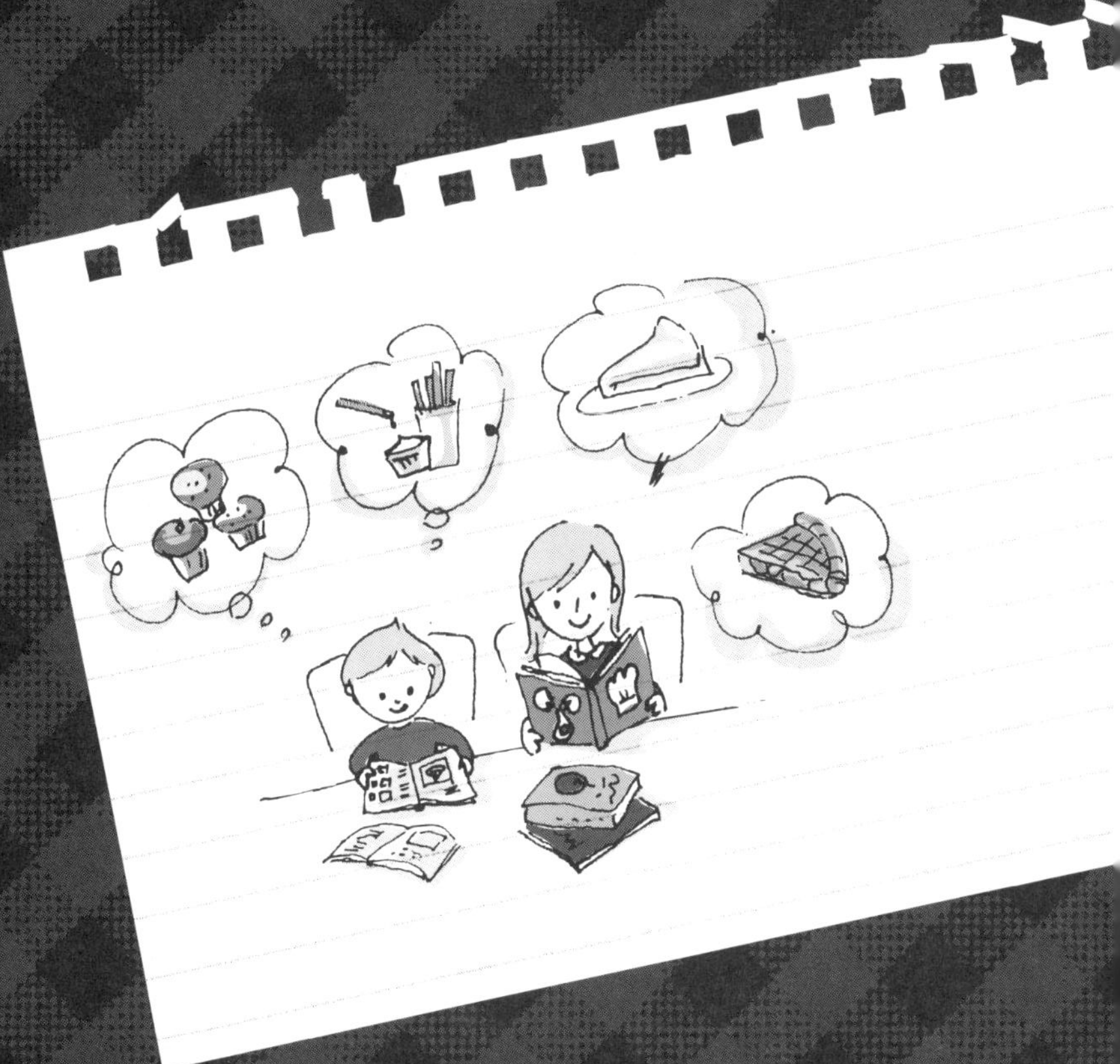

# フランスの子どもはお菓子を食べない⁉

3月の始めには、転換期を迎えていた。娘たちは10種類の新しい食材やレシピを食べるようになり、私の新年の目標は達成された。ほうれん草、ビーツのサラダ、ラタトゥイユ、ヴィネグレット・ソースのサラダ、ビシソワーズ・スープ、パプリカ、ブロッコリー、トマト、タプナード（プロヴァンス地方に伝わるオリーブを使ったペースト）、そしてキッシュ。

フィリップと私もカリフラワーが苦手だったが、ここ1か月ほど、濃厚なベシャメル・ソースと一緒に、頻繁に食卓に登場させては子どもたちを喜ばせることに成功した。カリフラワーと直面したフィリップと私が、大げさに嫌な顔をして見せると、クレアもソフィーも「食べてみて！ ね、食べてみて！」と楽しそうに笑った。

大きな進歩を遂げて、私は誇りに思っていた。しかし、一方でまだお菓子の問題があった。子どもたちは、新しいものを食べるようになってきたにもかかわらず、お菓子も相変わらず食べていた。ところが、**私の知っているフランス人の親の間では、お菓子が問題になっている様子は全くなかった。**それ以前に、フランス人の子どもが、お菓子を食べている姿を見ることすらなかった。私たちの住む小さな村だけでなく、パリやリヨンでも同じだった。

「じゃあ、子どもたちはいつお菓子を食べるの?」と、私はとうとう義母に切り出した。
「お菓子なんて食べないわよ」と義母はあっさり答えた。その驚いた表情を見て、またまぬけな外国人特有の質問をしてしまったことに気づいた。

お菓子を食べない? 本当に? 故郷では、親が子どもと一緒にいる時間は、お菓子を与えている時間に等しいといっていいくらい、お菓子を頻繁に与えていた。少しリサーチしてみると、ソフィーとクレアは典型的なアメリカ人の子どもの例であることがわかった。北アメリカの子どもたちは、一日3食に加えて、3回おやつの時間があった。さらに、5人に一人のアメリカ人の子どもは、一日6回もお菓子を食べる時間があることに驚いた。

それに対して、フランスの子どもたちはお菓子を食べない。村にいる子どもたちもそう。**子どもたちは、決まった時間に一日4食をきちんと食べていた。朝起きたら朝食、12時半頃に昼食、午後4時半頃にグテ、そして7時から8時の間に夕食。**それだけ。フランスのほとんどの家庭で、このスケジュールは習慣として組み込まれていた。なぜ、フランスの子どもたちはお菓子を食べないのか? それは、大人と同じように訓練されているからだ。**フランスの大人は、ほとんどお菓子を食べない。少なくとも公衆の面前では。**マフィンを食べ、コーヒーをすすりながら道を歩いたりは決してしない。鞄やポケットにもお菓子をしのばせたりしないのだ。

**フランス人の子どもがお菓子を食べない理由はシンプルだ。彼らは、親と同じなのだ。**そして、親もお菓子を食べないことで得することが多い。車のベビーシートやベビーカーが食べかすで汚れることはないし、べたつくジュースのシミもない。こちらに来て気づいたのだが、フランスのベビーカーや車にはカップ・ホルダーすらない。

**お菓子を食べることにも、フランスの暗黙のフードルールがあるのだろう。**基本的に、学校ではおやつは配られない。たまに珍しい例として、3歳から4歳くらいの園児に与えられることもあるようだが、これもなくしてしまおうという世論が大きくなっているそうだ。

## 決まった時間以外、食べないフランス人

誤ったタイミングで子どもにおやつを与えることは、大きな間違いだ。このことを、義母を訪ねた際に、強烈に釘を刺された。長居してしまって、夕方6時頃慌てて帰る前に、ソフィーにお菓子を与えようとした時だった。

「もうすぐ夕食よ。食欲を台無しにするわ！」と義母は口を挟んだ。そして、ソフィーの手からクッキーを奪い、ソフィーが激しく泣き出しても顔色一つ変えない。ソフィーは、待たなければならないのである。私は口を結んだまま、ソフィーを車に押し込んだ。そして、ジャニーヌに「その通りね！　もちろん、彼女は我慢するべきだわ」と言った。しかし、車が通りに出た瞬間、私は後部

座席に座っているソフィーにバゲットを持たせた。「好きなだけ食べなさい！」と、反抗的な気持ちで彼女に言った。

こういうことが度々あった。こっちに来てから、お菓子は常に緊張感をもたらした。**私たちのお菓子をめぐる習慣は、アメリカ流だった。子どもたちが食べ物を欲しいと言う度に、私たちは与えていた。**だから、私は車、ベビーカー、バッグなど、ありとあらゆる所にお菓子を潜ませていた。カナダでは、みんなほとんど似たような状況だったので、それが当たり前だと思っていた。

## 常に間食をしている北アメリカの子どもたち

バンクーバーの子どもたちは、常に間食をしていた。お菓子を食べることは、北アメリカの親の間ではあまりにも当たり前の習慣だったので、疑問を持たなかったのだ。私は、どこに行くにもお菓子を持ち歩いていた。

しかし、考えてみると、自分は決してお菓子を食べて育ったわけではなかった。私が育った1970年代の子どもたちの多くは、一日1回しか間食しなかった。それどころか、子どもたちの4分の1は、おやつを全く食べなかった。放課後は、今の子どもたちのように習い事から習い事へ車で運ばれるのではなく、外で近所の友達と遊んで過ごした。学校から帰宅し、着替えて、夕食まで遊びに外に出た。間食のために休む間もなく。

そのような環境で育った自分だったが、それでもお菓子が悪いものだとは思わなかった。

「お菓子を食べることは、別に悪いことではないでしょう?」と、私は頑固に夫に主張し続けた。

## ニセの食べ物でお腹を満たす

フランスで育った夫は、頻繁にお菓子を食べる子どもたちをいいと思っているはずがなかった。何を言っても譲らない私に困り果てた夫は、ある日、密かにヴィルジニーに頼んで送ってもらった資料を、そっとキッチンのテーブルに置いておいた。それを読み始めた私は、止まらなくなった。お菓子に害がないという説はとんでもなく間違っているようだった。娘たちは、私たちが同じ歳だった頃よりも、ミルクや野菜の摂取量が少なかった。**それどころか、子どもたちは間食で食べる「ニセの食べ物」でお腹を満たし、より多くのカロリーと少ない栄養分を取り入れていた。**この傾向を危険と感じ、心配した栄養学者たちは、今の子どもたちの状況を「ずっと食べ続ける現象」と名づけた。段々私はフランスにどれだけ体重過多の肥満の子がいるか気になり始めた。村には肥満児がほとんどいなかったし、ソフィーのクラスには一人もいなかった。私の目は間違っていなかった。アメリカの20%の子どもが肥満児であるのに対して、フランスには3%しかいないことがわかった。

それでも、私はお菓子を絶つ気にはなれなかった。夫が調べ上げた調査とは正反対のものも見つけてきた。それによると、間食は気分や記憶、そして血糖値を改善してくれるらしい。

「お菓子を食べないと、子どもたちはストレスを感じるわ」と、見つけた調査を指さしながら、誇らし気に私は夫に言った。

「僕が思うに」とフィリップは柔らかく切り出した。**「お菓子を食べないと、『君』がストレスを感じるんだろう?」彼は正しかった。間食をしないと、子どもたちは不機嫌になり、落ち着きがなくなり、めそめそするのが常だったが、実は自分もそうだった。**

「フランスへの移住は、彼女たちにとって大きなストレスだわ。彼女たちは、お菓子で安心できるのよ」と私は必死に抵抗し続けた。

## 決まった時間のおやつが口論を減らす

「フランスの子どもたちと同じように、間食を一日1回にした方が、おやつを巡る親子の口論も減ると思うよ。今、子どもたちは交渉すればお菓子がもらえると思っている。間食を朝、夕方、そして夜もしている。その上、もっとよこせと言う。つまり、一日中間食している。僕たちがダメと言っても頑固に抵抗する。間食を巡るストレスは、まさにこれだよ」とフィリップは厳しく言った。

自分の母親のコーチングを受けたのだろうか？　でも、彼が正しいことは認めざるを得なかった。私の「フードルール2」への忠誠にも関わらず、私はいまだにお菓子をしつけの代わりに利用していた。その方が楽だったし、その場をしのげた。銀行や八百屋の長い列を辛抱強く待つ忍耐を教える必要もなかった。お菓子さえあれば、ストレスなく子どもたちは求める結果を出してくれるから。しかし、この方法には欠点があった。支払いが終わったらお菓子がもらえるという期待を子どもたちに一度持たせてしまうと、その習慣はなかなか直らない。**子どもたちは、いろいろな場所で、あらゆる時間帯にお菓子を求めるようになっていた。**お菓子を減らす、あるいは禁止するメリットが見えてきた。しかし、そうした場合の子どもたちのめそめそ泣きやかんしゃくを私は恐れた。

**一方、お菓子をもらえないからといってフランスの子どもたちは、かんしゃくを起こしたりしなかった。そもそも、お菓子を欲しがる様子すらない。もちろんグテは大好きだったが、周りに間食をする人を見たことがないせいか、欲しがる習慣がないようだった。**

そんな状況の中、イースターの前夜に突然転機が訪れた。故郷の友人が糖尿病と診断されたという知らせが届いたのだ。また、バンクーバーのソフィーの親友も、虫歯で臼歯を失ったようだった。夫が、ソフィーの友達についてのメールを読み上げてくれた時、私は翌日庭に隠すためのうさぎや卵の形をしたチョコレートを準備していた。彼が読み終わった時、私は目の前にあるキャンディとチョコレートの山を、長い間凝視した。フィリップは、自分の優勢を感じた。

## 食べ物日記をつけてみる

「家族の食べ物日記をつける案はどうなった？」としばらくして夫は聞いてきた。何日も前から彼はそのアイディアを私に提案していた。「悪いことじゃない。子どもたち、そして僕たちも何を口にしているかわかるだろう」

「わかったわ。でも1週間だけね」ついに私は折れた。「それに、イースターのキャンディを食べ終わってからね」

「いいよ」と彼は不満そうに言った。「でも、食べた物、そして量を全て記すんだぞ」

いろいろなものを健康的に食べるようになった今となっては、食べ物日記は夫が間違っていることを証明するだろうと私は思った。ところが、ここでもフィリップは正しかった。食べ物日記は、娘たちが食べているもの、そして食べていないものをはっきり表していた。白いパン、ジャム、はちみつ、チョコレートとクッキーなどで埋め尽くされた子どもたちの間食の中身は、決していいものではなかった。娘たちのお腹は、お菓子でいっぱいだったのだ。量をはからなかったので憶測だが、**食べている量は夕食よりお菓子の方が多かった。**

私が丁寧に用意した野菜料理のほとんどを、子どもたちがつまむ程度しか食べない理由はこれかもしれない、と私は思った。夕食前の1時間以内にお菓子を食べた場合は、特にひどい結果を招いていた。

食べ物日記をつけてみて、多彩な食材を使った料理を出すだけではダメだということがわかった。**子どもたちに何を出すかだけでなく、いつ、どのように食べ物を出すかが重要らしい。フランスの厳格な食事のスケジュールは理にかなっていた。**午前中のおやつを食べなければ、昼食にはお腹が空く。おやつを午後1回にしたら、夕食はもっと食べられる。そして、寝る前のおやつを削ったら、夕食をきちんとたいらげるに違いない。夕食をつまむ程度にして、寝る前にシリアルやバターつきのパンをモリモリ食べる光景があまりに多かった。フィリップは間違っていなかった。子どもたちは、栄養価の乏しいお菓子でお腹を膨らませていたのだ。

## 自制心のない北アメリカ人

バンクーバーに何年も住んでいた友人のセリーヌに、食べ物日記について話してみた。彼女は、北アメリカの文化をよく理解している数少ない友人だった。フランスに戻った彼女が、お菓子についてどんなコメントをするか興味があった。

「バンクーバーに最初着いた時、とても下品に思えたわ！」と電話口で彼女は強い口調で言った。「みんな周りに分けることもなく一人で食べているでしょう？　その上、多くの場合、立っていたり、歩き回っていたりする。それに、あの散らかしようったら！」

本当だった。間食はとても散らかる。パンくずやコーヒーはこぼれるし、指は脂っぽくなるし、洋服にもシミがつく。潔癖なフランス人は、この光景に当惑するようだ。概してフランス人の子どもたちは、北アメリカの子どもたちより清潔だ。私たちの小さな村でも、子どもたちはよそ行きのような服装で学校に通っていた。ラフな服装の故郷の子どもたちとは大違いだった。フランスの子どもの服は、彼らの両親同様に、丁寧にアイロンがかかっていた。

さらに、セリーヌに言われたもう一つのことが私の興味を引いた。

「アメリカ人には自制心がないわ」。これもまた、フランス人の見解を露わにした。**つまり、食べ物に対して、人は自分で自分を抑える力を持っていなければならない、という考え方だ。おやつは、たまに楽しんで食べるものなのである。**そして食事は、決まった時間に、テーブルで食べなくてはならない。

セリーヌの言う通り、「フランス式フードルール」を片っ端から破っているアメリカ人は、自制心のなさを証明しているようだった。絶えず飲料をずるずると飲んだり、スナック菓子を食べたりしているアメリカ人の光景は、フランス人には信じ難い不快なものなのだ。

セリーヌの発言は痛い所をついていることを認めざるを得なかった。すぐに、冷蔵庫からフードルールを記したリストを手に取り、新しいおやつのルールを加えた。

French Food Rule 7

## お菓子は制限して、理想的には一日1回（多くても2回）。食事前の1時間は避ける

おやつを常時食べている文化の人に、このルールを理解してもらうには少し捕捉が必要だろう。フランスでは、子どもに食事を与えることは、いつも時間通りに来るスイスの電車に似ている。日常の習慣の中で、フランス人の子どもたちは、自分たちの親と同じようにちゃんと決められた時間に食事をするのだ。**同様に大切なのが、食事以外の時間帯に食べないことだ。しかし、食事を時間通り食べることで空虚感が生まれるとは思っていない。フランス人は、食事を待ち望んでいるのだ。**いろいろな種類の美味しいメニューを作るアートを学び、自らそれに没頭する。唯一の間食であるグテにも同じことが言え、イギリスのアフタヌーンティーと同じように、様々な心地いい慣習を取り入れて心から楽しんでいる。大切なおやつの時間には、牛乳や新鮮なフルーツが出たり、tartines《タルティーヌ》（バゲットにバターを塗って、ジャムやはちみつやチョコレートを塗ったもの）が出たりする。こういう心のこもったおやつを食べて育った夫は、いまだにタルティーヌを自分の癒しの食

べ物の一つとして挙げる。はちみつのクリームをたっぷり塗った厚みのあるバゲットを数枚食べたら、たとえそれが唯一食べられる間食だったとしても、空虚感は感じないだろう。

「そうだ！　**とても美味しいおやつを作ればいいんだわ**」、と私は思った。突然、そんなに悪い考えではないような気がしてきた。

## お腹が空けば、次の食事は美味しくなる

その日の夕方、フィリップがキッチンにブラブラと入ってきた時に、私は自慢げに新しい計画を告げた。しばらくその計画のメモを神妙に眺めていた彼は、「いいと思うよ」と言った。
「でもまだ十分じゃないと思う。いかなる時もおやつを食べていないと気がすまない娘たちが食べたくならないように、新しい習慣を身につけなければ……」そう言って、マーカーを手に取り、次の文を足した。
**食事の合間にお腹が空いても大丈夫。食事の時は、「お腹が一杯になるまで」ではなく、「満足するまで」食べよう**
フランス人以外の読者にはこれはとてつもなく残酷なルールに思えるだろう。少なくとも私にはそう思えた。お腹が空いている子どもに、食事を与えない？　本当に？　夫は続けた。

「僕が言いたいのは、お腹が空いていると感じてもいいってことだ。そういうふうに言えば、子どもたちは空っぽの胃袋に慣れていくだろう」

こういう理由で、フランス人の親は食事の前に子どもがお腹空いていても平気なのだ。長い時間待たせて、きちんと時間をおき、食事の時に、健康的にお腹を満たしてほしいと思っている。フィリップの言葉で、私は義母が言った言葉を思い出した。

**「胃袋は筋肉よ。そしてほかのどんな筋肉もそうであるように、休む時間を与えてやらなければいけない」**。彼女によると、頻繁に食べ過ぎると胃酸が過剰に分泌され、胃を悪くするというのだ。

「それに……」と夫は勝ち誇ったように結論づけた。**「フランスの子どもたちは、食事の時にしっかり食べるからあまり空腹を感じないのさ！」**

これは本当だった。夫の家族と共に時間を過ごし、彼らと同じものを食べると、私は何時間も満たされたままだった。食事があまりに美味しかったので、追加で食べる必要がなかったのである。地元のチョコレート屋さんのアール・グレーやローズ・フラワーやラベンダーといった素敵な味の手作りチョコレートも、小ぶりだが、その濃密な味わいに、一つ食べただけで満足感を得られたのである。

あとになってわかったことだが、この満足感は、科学的な根拠がある。フランスの食事は、アメリカのものと比べて、より濃密なものが多い。少ないカロリーにも関わらず、お腹いっぱいになり、満腹感が得られるものが多いのだ。たとえば、全粒のパスタ、豆、レンズ豆、オーツ、赤身の肉、魚、緑の葉、水分と繊維質の多い野菜とフルーツといった食材。これらはまさに、フランスの学校のカンティーヌで、子どもたちが食べている組み合わせだが、その中身はタンパク質、野菜、そしてチーズやデザートに入っているほんの少しの脂肪だ。**このような組み合わせで食べるから、子どもたちは長い時間満足していられる。**ところが、北アメリカの子どもたちの場合、お腹が空くと、すぐに親が心配する。アメリカの親たちは、子どもを待たせるよりも、不健康なものでも、とにかく何かを与えた方がいいと思っている。

**しかし、フランス人の子どもたちがお腹空いている場合は、親は次の食事でたくさん食べられるから待とうね、と念を押すだけだ。**そして、この訓練は生まれた瞬間から始まる。私は、夫の友人のマルゴの子育てでそれを目の当たりにした。トマ誕生のお祝いを言うために、生まれて2日目に病院に電話した時だった。受話器越しに、トマの大きな泣き声が聞こえてきた。

「可哀そうね、たくさん泣いて」私は言った。

「そうなの。次の授乳までまだ2時間もあるというのに」とマルゴは諦めた口調で言った。あまりにショックで、私は口がきけなかった。同じ頃のソフィーとクレアは、泣く度におっぱいをもらっていた。多くの場合1、2時間おきに、夕方の遅い時間帯はもっと頻繁に。「お腹が空いた赤ちゃんは、不幸せな赤ちゃんだ」と私は考えていた。しかし、マルゴのやり方は正反対だった。その時は、そんな彼女が残酷に思えた。**しかし、私のフランスの親戚も友人も、健康的な食事のスケジュールは、生まれた時から叩き込むべきだと考えていた。そして、食べる時間は子どもではなく大人が決めることをなるべく早く学ばせた方がいいと思っていた。**

これらのことをふまえ、ついに私はフランス式のおやつルールを、実践してみようという気になった。この国の子どもたちはみんな幸せで健康そうだったから。彼らができるのだから、私にできないはずはない、と思った。それに、フィリップの家族を食べこぼしだらけの私たちの車に乗せ続けるのも恥ずかしかった。3月の終わりになった頃、フィリップと私は、次の計画を実行に移した。途中で諦めてしまわないように、私はおやつを制限することのメリットを書き出すことにした。

- **もう交渉しなくてすむ**　おやつを食べる時間かどうか、子どもと交渉しなくてすむ。
- **感情的に食べなくなる**　気持ちを落ち着かせるためや紛らわすために食べ物を利用しなくなる。子どもたちも、退屈を埋めるために食べなくなるだろう。
- **精神的なストレスがなくなる**　子どもたちが何をいつ食べたか常に気にしなくてすむ。
- **時間の節約になる**　バッグやベビーカーや車のお菓子の補充を絶えずしなくてすむ。
- **金銭的な負担がなくなる**　袋づめのものや、加工食品に代わって、新鮮なフルーツを購入するようになるため、食費も浮く。

**・栄養がとれる**　おやつの時間が減るとお菓子も減り、結果的に「本物」の食べ物が増える。
**・私もお菓子を食べる誘惑がなくなる**　子どもが食べなくなれば、自分も食べる機会が少なくなるだろう。

素晴らしいリストだった。ただ、これを生活に取り入れるには、少し時間がかかるだろう。彼女たちの胃袋が順応していくのにも……。

## 子どもたちによるおやつ作戦

そこで、私は作戦を立てた。この変化を受け入れやすいものにするために、私は子どもたちを計画に巻き込むことにした。ヴィルジニーが貸してくれた料理本の中から、娘たちに1週間分のおやつを選んでもらうことにした。

子どもたちの友達のマリーが遊びに来た雨の日まで機会を待った。

「おやつのメニューを一緒に考えましょう」と私は楽しく子どもたちを誘った。

「一人一人が、1週間分のおやつを決めるの。楽しそうでしょう?」

「マリー、あなたからやってみたら?」と、娘たちよりもマリーの方が、食べることに冒険心があるのを知っていた私は言った。子どもたちは、楽しそうに料理本をめくりながら、幼い文字でメニューを書き出した。ルールは、次の3つだけ。(1)1週間以内に同じものは出さない (2)甘いおやつの代わりに野菜やフルーツを交互に選ぶ (3)チョコレートは1週間に一度だけ。

おやつのメニューは、キッチンの壁に貼られ、その晩遅くにフィリップの前で発表された。自分たちが選んだものを、自慢げに代わる代わる説明する子どもたち。私の戦略はうまくいったようだった。

Nectar de pomme aux épices《ネクター ドゥ ポム オ エピス》(スパイシーなりんごと桃)のような少しばかり風変わりなマリーのメニューが、ソフィーのメニューにもあった。甘いおやつには、子どもたちは焼きりんごとクレープを選んだ。一方、野菜のメニューには、きゅうりとヨーグルトのディップやにんじん、プチトマト、そしてヴィネグレット・ソースにつけたアボカドといったすごくいいものを選び、私を驚かせた。ソフィーは、オリーブオイルとビネガー、そしてマスタードを混ぜた私の手作りのヴィネグレット・ソースを好きになっていた。フランスでは定番のこのドレッシングに、私は故郷から持ってきた貴重なメープル・シロップを数滴足すようになっていた。

子どもたちがおやつのメニューを決めている間、私は夕食のメニューを必死に考えた。新しいスケジュールを導入して子どもたちが空腹を感じないように、夕食時にきちんと食べることが大事だった。毎食、子どもたちの慣れ親しんだお気に入りの料理を前菜に持ってくることにした。

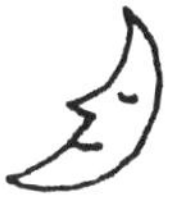

# 寝る前のおやつをなくす！

しかし、私にはまだ一つだけ大きな心配があった。寝る前のおやつをやめることだ。これは、私が子どもの頃から慣れ親しんできた家族の儀式のようなものだった。私自身、ほとんど毎晩、バターたっぷりのトーストにバナナなどをトッピングしたものを楽しんで食べていた。フィリップまでもがしっかりこの習慣が身についてしまっていた。子どもたちが寝静まった夜の10時頃、キッチンでおやつを食べるのが、一日の中で私の一番好きな時間帯だった。カップルとしてとてもリラックスできる瞬間でもあった。だから、子どもたちの落胆ぶりも想像できた。

寝る前のおやつをなくすには、大胆な変革が必要だろう。悩んだ末、私は夕方の予定を全部変えてしまえばいいのでは？　という考えにいきついた。学校から戻る4時半頃に多めのおやつを食べる。そうすれば、子どもたちは夜の7時か7時半くらいまでもつから、その時間に夕食を食べてしまえばいい。その直後、寝る準備に入るのはどうだろう？　**フィリップの両親は、常に夕食の前に子どもたちをお風呂に入れるよう助言していた。そうすれば、食事が終わったら、既にパジャマ姿の子どもたちは、すぐに寝る準備に入れるからだ。**これまで私たちは、北アメリカ式の「早めの夕食→お風呂→就寝」に沿って、子どもたちに夕食を早めに食べさせていた。もしフランス式の「お風呂→遅めの夕食→就寝」に沿って進めることができれば、**就寝前のおやつを防ぐどころか、早く寝かせることもできるのではないかと思った。**夜に「カップル」の時間が増えるという誘惑もあり、これこそが私たちの歩むべき道だと思った。その晩、計画を聞いたフィリップは、ニヤッとせずにはいられなかった。

月曜日の朝、早速計画を実行に移した。驚くことに、計画はいい滑り出しを見せた。今回、子どもたちは主導権を握っていると感じているみたいで、自分たちが計画を立てた料理を楽しみにしている様子だった。食事の時にしっかり食べ、グテを心底楽しんだ。次の食事の時間まで何も口にできないからしっかり食べなくてはいけないことを理解しているようだった。

グテのあと、子どもたちは、満足し、7時の夕食まで楽々待つことができた。夕食には、彼女たちが大好きな料理を取り入れた。ほうれん草のスープの前菜でスタートして、ラタトゥイユのキッシュ、そして焼きりんご。夕食後、寝る準備に取り掛かる一連の流れは、魔法のようにスムーズにいった。「カップル」の時間を目の前に、私たち夫婦も機嫌よくテキパキ子どもたちの寝る前の準備を手伝うことができた。子どもたちは、なんと8時前にはベッドに入ることができた！ その結果、私たちもたっぷりと大人の時間を持てた。

残りの1週間も同じような感じで進んだ。とても信じられなかった。**家に素敵なグテが待っていれば、ソフィーは車の中でのおやつを我慢できることがわかった。**クレアも、ベビーカーでおやつを食べられなくなったことに文句を言ったが、姉のまねをして、我慢した。

時間をやり過ごすために食べ物を使えなくなった私は、子どもたちにシール・ブックを与えたり、子どもたちともっと外で遊んだりするようになった。子どもたちも、かくれんぼや、秘密基地を作る時間が前より多くなった。

その上、全く絵の才能がない私が、娘たちと一緒に絵や工作に取り組むようにもなった。以前から私は絵や工作を、散らかってイライラするものと考え、ソフィーの言うところの「アート作品」を作る手間暇をかけるより、お菓子を与えた方がずっと楽だと思っていた。でも、今はソフィーに頼まれれば、私はその余分な手間をかけるようになった。

## おやつの代わりに手に入れたもの

計画の新しい段階に入り3週間経ったが、信じられないくらい順調だった。娘たちはもうそれほど頻繁にお菓子を要求しなくなっていた。新しい習慣を受け入れたようだった。最も驚いたのは、寝る前のおやつを欲しがる様子がなかったことだ。私自身は、娘たちが寝たあとにフィリップと一緒に食べていた夜のおやつが恋しかった。でも、フィリップと私は、一緒に新しいことをするようになった。フランス式の食習慣を取り入れることに大賛成だったジョーは、週末に娘たちが寝たあとに、喜んでベビーシッターとして来てくれた。その間、フィリップと私は、映画を観に行くようになった。外出したあとのフィリップのご機嫌な様子といったらなかった。思えば、夜二人でデートをするなんて、クレアが生まれてから一度もなかったことだった。

**お菓子をなくすことは、私が思っていた以上に簡単でハッピーなことだった。**少なくともフィリップと私にとってはそうだった。本当のところ、子どもたちはどう思っていたのだろう？　ある日の午後、娘たちの会話を聞いて、その答えを知った。その瞬間、家族としてひと山越えたことを感じた。

「私、お腹が空いたわ」とクレアは不満そうに言った。

「私も」とソフィーも続いた。「でも心配しないで！」と明るく言った。「それって、夕食を本当に美味しく食べられるってことだから。あと2時間後よ。今日の夕食何か、聞いてこようよ！」

そして、彼女たちはその通りにしたのだった。

Chapter 8

# スローフードの国

## 何を食べるかではなく、どのように食べるかが大事

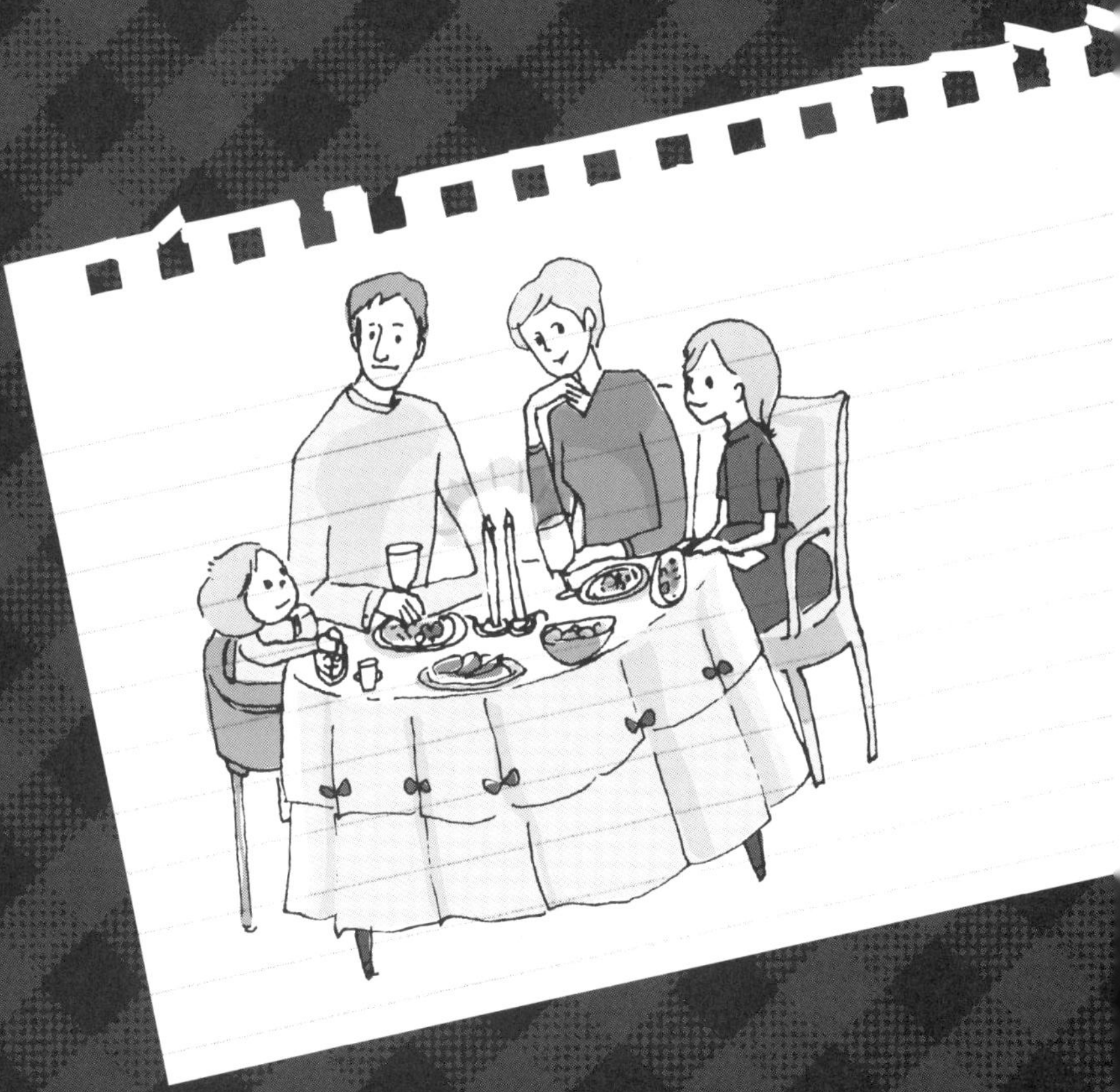

# 食事をリラックスして楽しむフランス人

4月の終わりになり、フランスに来て9か月が過ぎようとしていた。私たち家族の食事の実験も順調だった。娘たちは、私が想像していた以上に新しいものを食べていた。食事のスケジュールも、一日4回のフランス式に沿って、順調だった。食べ物は、もはや賄賂でもごほうびでも気を紛らわすためのものでもなく、楽しみや家族の絆となっていた。**その上、フランス式の食事は、結果的に時間を節約できた。シンプルな料理のレシピは、それほど準備に時間が必要ではなかった。**

それでも、私はキッチンで過ごす時間が好きになれないでいた。たいてい、ギリギリまで料理に手をつけず、あわてて何かを組み合わせて作っていたが、これを自分の性格のせいにしていた。私は歩くのも、話をするのも速いし、ゆっくりしたペースは苦手だった。別のことに時間を費やすことができるのに、どうして食事に時間をかけなければならないの？　と思っていた。だから、私は速く食べて、テーブルから離れ、みんなが食べ終わる前に洗い物をするのが習慣になっていた。フィリップは、同時にいろいろなことをこなす私にがっかりしていた。**ほかのフランス人の男性同様、食事の時は私にリラックスして欲しいと思っていた。**

「これくらい速く食べるのは私にとっては普通のことよ！」とある晩、テーブルからすぐ立った私に向かって文句を言った夫に、私は言い返した（子どもたちの前で、彼は怒った口調で「座って、落ち着いて！」と命令したのだった）。

「私は忙しいのよ！　北アメリカでは、週に35時間労働の贅沢はないの。テーブルに何時間も座っている時間なんてないのよ。私は一生懸命働くのが好きなの！」と勝ち誇ったように言い、「フランス人よりも多くね！」とつけ加えずにはいられなかった。

## フランス人の母親も忙しい

こう言い放ったのは間違いだった。

その日のうちに、フィリップは私の過ちを証明する数字を用意してきた。ヴェロニクに二重にチェックしてもらってから、彼はその数字を印刷し、貼り紙でいっぱいになった冷蔵庫に貼りつけた。

それによると、フランスとアメリカ

●フルタイムで働く母親（フランス対アメリカ）

| | 働く母親の割合（フルタイム） | 1日の就労時間（フルタイム） |
|---|---|---|
| フランス | 66% | 8時間 |
| アメリカ | 70% | 7時間 |

の母親のフルタイムの割合は同じくらいだった。**おまけに、一日の就労時間は、実はアメリカの方が短い**、と夫はうれしそうにつけ加えた。その上、フランスの1時間の生産性は、アメリカと同じくらい高かったのだ。フィリップの言いたいことははっきりしていた。フランス人が、食事の用意をしたり、食事をしたりする時間が長いのは、働く時間が短いからではなかった。北アメリカの親と同じようにフランス人も、忙しく勤勉に働き、そして時間に追われていた。しかし、**富裕国の中でも最も、ひと家族につきたくさんの子どもを生んでいるにもかかわらず、フランス人の親は買い物や、食事の準備、そして食事により多くの時間を費やすことを選んでいるという点が大きな違いだった。**

ほとんどのフランス人と同じように、フィリップにとって食事はゆっくり食べないと楽しめないもののようだ。**食事を味わうのが大好きなフランス人は、ゆっくり食べることで心の底からリラックスし、その行為は、瞑想的ともいえる。**しかし、フランスに来ておよそ9か月が経ったが、私は常にそわそわしていた。家族のペースをもっとゆったりするためにフランスに移ったのに、自分がこのスローペースな生活にイライラしていたのだ。

## 一日2時間を食べることに費やす

フランスの日常生活の中で、私が最も苦痛に感じていたのは、食事の時間だ。故郷では、朝食は子どもたちの準備を手伝いながらかき込み、ランチは机で5分~10分ですませた。夕食も似たようなもので、子どもたちが食べる間に、私は何かをかき込んだ。テーブルで15分ほど過ごしたとしても、その間私は子どもが必要としているものを持ってきたり、こぼしたものをふいたり、姉妹げんかを止めたりと、立ったり座ったりしていた。一日の中で、私が食べる時間に費やしていたのは、大切な就寝前のおやつの時間を含め、平均50分間だった。一日に約1時間しか食べることに費やしていない私は、典型的な北アメリカ人だった。

**それに引き換え、フランス人は一日2時間以上を食べることに費やす。朝ごはんに15分、お昼に1時間弱、そして夕食に1時間以上だ。**この中には、買い物や料理を作る時間、そして片づける時間も含まれていない。食事に費やす時間は、首尾一貫していた。フランス人は、決して食べ物をかき込んだり、別のことをしながら急いで食べたりしない。そして、子どもたちにも同じことを期待する。**食べることは社会的な営みなのだ。正確に言うと、家でも仕事場でも食事は、一日の中で最も大事な会話が繰り広げられる、社会的にも重要なやり取りが行われる時間帯だから、フランス人が時間を取りたがるのも、それほど驚くことではないのかもしれない。**

しかし、これは私の子どもたちはもちろん、私にとってもとても難しいことだった。フランスに移った当初、1時間食卓に座っているのも苦痛だった。義理の家族との食事はもっと長かった。昼の12時半に食事が始まったとしたら、2時半や3時頃まで、あるいは来客がある時はもっと長くかかることもあった（一番長い記録は、正午に始まったイースターのランチで、客人がやっとぞろぞろと帰宅した7時近くまで続いた）。こういう長時間の食事がマラソンのように感じられた私は、椅子でもじもじ動き、絶え間なく時計を眺めた。キッチンを手伝おうとしても断られた。私はみんなと同じように、じっと座っていることを求められたのだ。

## ゆっくり食事を楽しむ

しかしながら、少しずつこういった長い食事にも慣れてきた。第一に、食事をする時の夫の楽しそうな姿が、スローフードの芸術を私に教えてくれた。ずっと続くフランス人たちのジョークも長い食事に耐えられる要因となった。

**テーブルについたフランス人にとって最も大切なものは、喜びを得ることだ。**フランスの子どもたちは、このことを本能的に知っているようだった。フランスの子どもたちを対象にした食習慣の調査によると、子どもたちが最も同意した項目は、「**最も大切なことは、食事を楽しむこと**」というものらしいから驚く。

研究者たちは、「喜びや楽しみは、栄養に最も影響する」と結論づけた。国際的な調査によると、アメリカ人は、食べ物を最も健康と結びつけ、最も喜びと結びつけない国民らしい。それに対して、フランス人は**食事の喜びに最も重きを置き、健康面に最も重きを置かない**。そして、喜びを得るためには、食事をゆっくりとる必要がある。とても重要に思えたこのフランスの食習慣を、私は新たなルールの項目として掲げることにした。

## French Food Rule 8
## 料理と食事に時間をかけよう。スローフードはハッピーフード

このルールは一見単純に思える。しかし、食べるための手段と理由は、フランスと北アメリカとではかなり異なるので、奥深い。フランスでは、食べる一番の目的は、栄養ではない。お腹を満タンにすることが、食べる上で最も重要なことではない。個人的な健康や、ダイエットがゴールではないのだ。**それよりも、楽しむことが食べることの目的だ**。食べ物をかき込み、体重を気にして、カロリーを計算して、栄養素の消費を記録していたら、楽しむことはできない。新しい食べ物は興味深いし、フランス人を楽しませてくれるから、いろいろな食材を食べることもこの取り組みの楽しい側面だが、それも一番の目的ではない。**目的は、全ての食べ物から喜びを引き出すこと。罪の意識を持っていたらいい食事はできないのだ**。

フランス人は、ゆっくり食べ物を味わい、ほかの人たちと分かち合うことに深い意味を見出し、楽しむ喜びを引き出すのである。そのいい例にフランスの昼食がある。フランス人にとって昼食は、どこか神聖な催しといってもいいくらいだ。その時にやっている作業が、たとえどれだけストレスがあって、忙しくても、フランス人は必ず手を休め、美味しく食事を味わい、友人や家族や同僚とその時間を共有する。その光景はまるで、国中が真っ昼間に大きな安堵のため息をついているようだ。

そのため、フランスに戻った夫が、水を得た魚のように食事を楽しむようになったのは、驚くことではないのかもしれない。ジョークや笑顔で友人と食事を楽しんだあとは、まるで充電させた電池のように、エネルギーを補給していた。概ねフランス人は何でもやることが速いので、これほどゆったり時間をかけて食事をすることに、正直私は矛盾を感じていた。

## フランスとアメリカのマクドナルドの違い

このことについて、私はヴィルジニーに聞いてみた。

「食事をゆっくりとるために、ほかのことを速めるのよ」と彼女は言った。「ゆっくり食べると、食事を楽しめるでしょう」。あまり説得されなかったが、彼女が見せてくれた科学的な調査で考えが変わった。フランス人とアメリカ人の二人の研究者が行ったその調査は、パリとフィラデルフィアの似たようなマクドナルドの店舗の一人分の量を比較したものだった。結果は、一人当たりの量がかなり違うというものだった。フィラデルフィアのマクドナルドで出されていたポテトフライは、パリで出されていたポテトフライよりも72％多かった。食事の時間も計ってみたら、パリでは平均22分間食事にかけていたのに対して、フィラデルフィアでは平均14分だった。

私はフランス人が食卓でやっていることを知った。**ゆっくり噛み、食べ物に感謝をし、意識的に食休みを取り、ジョークを言いながら食べているのだ。**

彼らは、頭を使いながら食べていた（これには、食べ終わる前に、満腹であることを知らせるサインを身体が出してくれるという大きな利点もあった）。ここに、フランス人の「スローフード」という取り組みの皮肉がある。**フランス人は、少ない量を時間をかけて食べているのだ。そうすることによって、子どもも大人も空腹と満腹の気持ちにもっと敏感になるらしい。**これは、節度という概念に則った「バランス」感覚と関連している。つまり、量より質に感謝し、自己抑制することによって喜びを感じるのだ。義母のデザートに対する考え方が全てを物語っていた。**「ほんの少しで十分なの。そうでないと、そこまで楽しめないもの」**

食べることに関する言い回しにも目を見張るものがある。「私、お腹がいっぱい」という代わりに、フランス人は「もうお腹が空いていない」という表現を使う。また、親は、子どもたちに

「満足するまで食べなさい」とうながす。**「お腹はいっぱいになった？」と聞く代わりに、「満足した？」「もう十分食べた？」と聞くのである。**

やっと、私はヴィルジニーがなぜ、アメリカ人の食習慣を子どもっぽいと指摘するのかがわかった。私たちは、大人の食べ方をしていなかった。**大人の食べ方で最も重要なのは、空腹が満たされる時を知り、理にかなった量で満足するといった身体のサインに注意を払うことだ。**

こういう理由で、フランスではアメリカのように真の意味でファストフードが普及していない。最初、この村に来た時、ファストフード店もテイクアウトのレストランも見当たらなかったので、全くないとばかり思っていた。すると、サンドリーヌが、港のマリーナに隠れてフレンチフライの店が1軒ある上に、フランスの大きい街の全てに、マクドナルドを含むファストフードのお店があることを教えてくれた。確かににぎやかな街の高速から外れた所に、マクドナルドはあった。通り過ぎる度に、その駐車場もしばしばいっぱいのように思えた。

それでは、フランス人はどれだけファストフードを食べているのだろう？　ヴェロニクに調べてもらい、アメリカ人は食費の半分を、外食に費やしていることがわかった。一方フランスでは、家以外で食べる外食は、食費の20％しか占めない。また内容も、学校やオフィスのカンティーヌで食べる質の高い食事がほとんどだ。**それどころか、正しい伝統的な方法で作られていない食事は、どんなものであろうと、「la mal bouffe《ラ マル ブーフ》」（悪い食べ物）と呼ばれていた。**フランス人による線引きは、完全にはっきりしていた。「本物」の食べ物だけが「栄養のあるもの」だった。そのほかは、全て「怪しい」食べ物だった。特に、ファストフードなど、短時間で作られた食べ物は、注意を払わずに用意されたものであろうから、質が悪いと仮定し誰も好まなかった。

もちろん、娘たちもこの考えをすぐに祖父母から教わった。車で、高速の脇にあるマクドナルドを初めて通り過ぎた時、異文化的な教訓となった。

「美味しそう！」とソフィーは言った。「マクドナルドに寄りたい！」

「あそこの食べ物の味は最低だわ」とジャニーヌは返事した。

「でも、すぐ食べられるわ」とソフィーも負けない。

**「だから味がひどいのさ！」**とジョーは、全く取り合わないといった口調で返事した。

「家に帰ったら、もっと美味しいフレンチフライを一から作ってあげるからね」と義母はつけ加え、まさにその通りにした。

私たちはマクドナルドに行くことはなかったし、親戚も子どもたちを連れて行ってはいなかった。しかし、村の10代の子どもたちには、違う考えの者もいた。私たちのベビーシッターのカミーユも、頻繁に訪れていた一人だった。

「なんでマクドナルドが好きなの？」好奇心にかられた私は、ある午後彼女に聞いてみた。「美味しいフランス料理のレストランがほかにもたくさんあるじゃない」

「そうね。親は私が行くのを嫌がるけど、安いし、好きなの」と彼女は返事した。「ルールがないでしょう。なんかアメリカみたいに、ね？」

マクドナルドへの訪問が、10代の子の反抗心からくるものであることを知って、微笑んでしまった。そして、アメリカといえば自由と考える多くのフランス人の考えをおもしろい形で表しているような気がした。夫も含め、フランスの若者たちは、1960年代後半からフランス社会が厳しく押し通そうとする様々なルールに反発してきた。ファストフードもその一貫なのである。

有名なジョゼ・ボヴェというフランス人の農夫は、南フランスのミヨーという町にできたマクドナルドを自分で解体してまで抵抗した人物だ。もちろん逮捕されたが、ボヴェは一躍国民的なヒーローとなり、その後欧州議会の副官にも選ばれた。そんな彼を支持する国民の声を、フランスのグリーンピースの代表であるブルノ・ルベルは次のようにまとめた。

**「ほらね。アメリカでは食べ物はガソリンだ。でも、ここではラブ・ストーリーなのさ」**

しかし、問題は私にとって、食べ物はラブ・ストーリーではなかったことだ。**私の本当の問題は、質の高い食事を作るための時間を優先させていなかったことにある。**キッチンで長時間過ごすことを嫌う一方で、私はソフィーを音楽教室に通わせることに週に何時間も費やし、彼女がどれだけ抵抗しようと、練習を強要していた。正直に言うと、子どもたちによく食べることを教えることより、将来成功するよう導くことを私は重要視していた。

このことに、私はマリーの家での素敵なディナーの帰り道に気づいた。マリーの家は笑い声であふれ、わが家にあるような算数のゲームや楽器の練習といったプレッシャーはなかった。

## どんな時でも食事が大切なフランス人

しかし、そのような私の「スローフード」に対するささやかな抵抗も、5月の始めに起きる大事件で消え失せることとなった。豚インフルエンザの広がりをみせていたメキシコへの出張から、フィリップが戻ってきてすぐにそれは起きた。心配だった私の予感は的中し、一日も経たないうちに、夫は高熱と激しい咳に襲われ、呼吸を荒くしながら激しく震え出した。

あまりにひどい容態に、「夫が死んでしまう」と思ったのを覚えている。助けを求めなければ！　私は45分ほど離れた一番近い病院に電話して、「夫が高熱で、発作を起こしています。病院に行く必要があると思います」と何とか声を絞り出して言った。すると、「そんなに遠くまで救急車は出せません、自分で連れてきて下さい」と素っ気なく言われた。

私は呆然とした。娘たちと私しかいなかった。「子どもたちを起こして、4人で病院に行くべきか？　でもフィリップがもし豚インフルエンザに感染していて、子どもたちにうつったら？」急いで、私は義母に電話をした。すぐ来てくれると言ってくれたが、30分以上も離れた友人宅にいるという。電話を切ってから、車までどうやってフィリップを運ぼうかと考えていた。1分後、今度は義母の方から電話がかかってきた。

「ヴェロニクに電話して！　角を曲がった所のレストランにイネスといるわ」

週末に義妹がこの村を訪れていたことを忘れていた。彼女は、親友のイネスと、夜一緒に出かけていたのだ。イネスも夫の元彼女で、夫が真剣につき合った初めての恋人だった。それに、医者でもあった。5分も経たないうちにイネスはやってきた。フィリップをひと目見て、車にさっと乗せた。私が病院についた頃には、フィリップは白い防御服を着た一団の診察を受けていた。待合室で生きた心地のしない数時間を過ごしたあと、いい知らせが届いた。おそらく豚インフルエンザではないということだった。しかし、念のため、病院の管理下に置かれることとなった。私は、人生で最も長い夜を過ごした病院から、運転して家に帰った。

翌朝、フィリップの父が彼を家に送り届けてくれた。ベッドに直行させると、すぐに眠りについた。夜になっても、静かなままだ。ヴェロニクが、二階の彼の部屋に様子を見に行った。「彼、大丈夫よ」と階段を降りながら彼女は言った。しかし、表情は曇っている。少し躊躇してから、次のように続けた。「昨晩は、イネスも私もがっかりだったのよ。イネスには花を送るべきね。あるいはチョコレート。いいえ、両方送った方がいいわ」

少しショックを受けた私は、すぐに謝った。「本当にごめんなさいね。イネスも気まずかったでしょう。フィリップの元彼女だし」

「ノンノン！　そんなこと誰も気にしていないわよ」とヴェロニクは驚いたように言った。驚くのは、今度は私の番だった。**「あなたが私たちのディナーを台無しにしたからよ」**とイライラした様子で説明してくれた。「イネスはちょうど注文したところだったのよ。前菜も食べられなかったんだから！」

私は打ちのめされた。夫は死にかけたというのに、ヴェロニクの心配は、自分の胃袋だというの？　その上、私たちが病院に急いで向かっている最中に、彼女はレストランで食事をするために残ったというの!?　あとで夫は、イネスとヴェロニクはなかなか互いに会えなくて、一緒に食事をすることなど滅多にないこと、その上二人が行ったレストランはグルメメニューが自慢の新しいレストランであることを説明してくれた。おまけに、彼女たちの立場だったら、自分も同じことをきっとしたとまで言った。私はますますショックを受けた。フランス人の食への取り組み方には、永遠に謎のものもあるということを、私は受け入れなければならないのだろう。

## スローフードへの挑戦

豚インフルエンザ騒動で、家族で「スローフード」実験を始めることに対する私の抵抗は一気になくなった。そして、5月の中旬頃、ついに家でやる独自のスローフード実験を決行することにした。スローフードに身を投じられるかどうかまだ不安だったが、ゆっくり何かをやってみようという気持ちになった。

　スローフードをうまく実践するコツは、ルールに縛られるあまり、力を入れすぎないこと。**フランスの食文化で一番重要なことは、よく整った習慣を通して、いろいろな側面を楽しむことにあった。**だから、ディナーテーブルで、子どもたちがすんなりルールを吸収できるように、新しい雰囲気を作る必要があった。少し躊躇しながら、私はルールのリストやヒント、計画や食べ物日記のページなど、冷蔵庫にたくさん貼りつけた紙切れを全て外した。ゴミが消えて、冷蔵庫は清潔に見えた。これが、家の大掃除をするきっかけにもなった。窓を開き、たまった冬の汚れを洗い落とし、棚の空気を入れ替え、中身を整理した。車のシートカバーやマットまで変えた。片づいた家と、晴天が続く外の心地いい陽気の影響で、私は少しずつリラックスし始めた。5月はフランスの国民的な休日が多く、周りの人たちもペースを緩めている。私たちもそうしてみよう。

## スロー・ハッピーな音楽

私たちの「スローフード」実験の開始を記念して、フィリップと私はお互い一つずつモットーを決めた。フィリップが選んだのは、劇作家モリエールの言葉「よく、正しく食べよ」だった。私のモットーは「スローフードは、いい食事だ」。2つのモットーはいい組み合わせとなった。フィリップは、それらを美しい筆記体で書き、子どもたちがそれに飾りつけをしたものを、冷蔵庫に隣り合わせで貼りつけた。

次に、フランス音楽の愛好家である義弟の影響を受け、ディナーの時に流す音楽、名づけて「スロー・ハッピー・ミックス」を用意した。これまで、私はフランス音楽などあまり真剣に聴いたことがなかった。しかし、私の最も好きな映画『アメリ』の音楽で知られるヤン・ティルセン、夢のサウンドが心地いいフランシス・カブレル、楽しいポスト・パンクのフォーク・ポップの音楽で知られるマヌ・チャオ、そしてローズやカミーユ、ザーズといった生意気だが、穏やかなフランスの歌手たちが食卓の雰囲気を変えてくれた。

**私は、このスロー・ハッピーの音楽を、料理しながら流すことが習慣となった。すると、みんなが少しずつゆったりとするのがわかる。予想外のことだったが、夕食を待つ子どもたちにとって音楽を聴くことは、最高の暇つぶしとなった。**そのうち、学校から帰って来ると「音楽！」と要求するようになった。かけてあげると私が料理する間、キッチンを出たり入ったりしながら踊るようになった。それはフィリップにも伝染した。ニコニコしながらキッチンに踊りながら入ってきては、私をクルクル回した。**スロー・ハッピーな音楽には、「心のこもったディナー」を食べる私たちを、**

前向きな気持ちにさせる作用があった。

## 愛と喜びの営みとしての料理

一方で私は五感を使って食べることを記した本を読み漁った。なかなか思ったものに出合えなかったが、意外にも、フランスに旅立った時に、お別れのプレゼントにもらった『シンプル生活ガイド』というシンプル・リビングのニュースレターの元編集者、ジャネット・ルアーズが書いた本に「感覚的に食べること」についての記述がたくさんあった。次のくだりは特に印象に残った。

**「料理は愛と喜びの営みである。しかし反対に、気づいたり、感じたり、味わったりすることなどを一切しないオートマ操縦のような素っ気ないものにもなり得る。しかし、愛の営みとして作られた料理は、エネルギーと生きる力を与えてくれる」**

私にとってキッチンは、最も緊張を強いられる場所だったので、ちょっとした発見だった。

「料理は……」とそのガイドは続く。「抱擁に似ている」

こういう表現は、フランスに移住する前は恥ずかしくて部屋から飛び出したくなるようなものだったが、今は、フランスの児童心理学者が書いた本を思い出させた。**「子どもの食育は栄養に焦点をおいてはいけない（大人にとって、大事な情報ではあるが）。むしろ、肉感的で感覚的なもので**

**なければならない。食べる行為を通して子どもは、『お腹がいっぱい』といった感覚の身体のサインに耳を傾け、食べ物を味わう営みを楽しむようになる」**

これらの情報は、私たちのスローフード実験を組み立てるのに大いに役立った。心を配って食べることの最終目標を、子どもたちが食べ物や自分たちの身体にもっと気持ちが向くようになることにおこう、と考えた。一方、あまり難しい印象を子どもたちに与えてもいけない。だから、食事ごとに一つの食べ物、あるいは一つのメニューに絞ってスローフードを心がけることにしよう。その選んだ食べ物を、私たちは心を配って食べてみよう。**食べ物を本当に味わうことができるように、五感を使って、ゆっくり、感謝しながら食べてみるのだ。**

子どもたちは、よく義母に「もっとゆっくり食べて味わいなさい！」と叱られていた。しかし、デザート以外は好き嫌いの多い娘たちは、ゆっくり食べることにさほど苦労している様子はなかった。特にソフィーは、ゆっくりとしか食べられない子で、フォークの端に小さな食べ物の断片を刺しては、延々に口の中で噛んでいた。速く食べなさいと言われれば言われるほど、食べるのが遅くなった。しかし、チョコレートが出てきた瞬間、早食い競争のようにガツガツ食べるのだ。どうもチョコレートで始めるのがよさそうだ、と私は思った。娘たちが美味しいと思うものを選べば、スローフードもいいと思ってくれるだろう。それに、好きなものであった方が、娘たちも惹きつけられるだろうし、それについて話す気にもなるだろう。**心を配って食べるには、観察眼を持つことが**

**大切だ。その食べ物の匂いや、見た目、そして食べた時の食感について彼女たちに聞いてみよう。**

## チョコレート・ムースでスローフード実験

こうして、スローフード実験の初日、私は、手作りのmousse au chocolat《ムースオショコラ》（チョコレート・ムース）を作った。意外にも、このメニューは4つしか材料がなく、焼かなくてもいいので、フランスのデザートの中で最も簡単に作れるものだ。義母は、いつも孫たちのためにムースを作ってくれた。娘たちも私が作っている姿を眺めるのが好きだったし、よくボウルに残ったチョコレートを舐めたがった（義父母の前で同じことをやらないという約束で私はこれを許してあげていた）。

こうして、雨が降るある月曜日の午後、学校から帰ってきたあと、ローズとザーズをBGMに、子どもたちが食卓でおやつを食べる中、私はチョコレートを溶かし始めた。いつも急いでいた私は、鍋にチョコレートを入れて、同時に卵を黄身と卵白に分け、チョコレートを混ぜる作業と卵をかき混ぜる作業を行ったり来たりした。でも、これでは、スローフードではない。それに、この方法でやると、たいていチョコレートが乾いてくっつき、崩れやすい固まりに形を変え、結果的に妙な歯ごたえのあるムースができ上がる。だから、私はただガスコンロの前に立ち、ゆっくり広がる香りを吸い込みながら、鍋の中身をかき混ぜた。**チョコレートが溶けていくと同時に、香りは深まり、**

## 丸みを帯びてくることに今まで気づきもしなかった。

チョコレートがほどよい具合に溶け、くっついたり、固くなったりするのを防ぐためにクレームフレーシュ（サワークリームの一種）を一さじ入れたあと、冷めるのを待った。そして、時間をかけて丁寧に卵を黄身と卵白に分けた（初めて、ボウルに卵の殻を入れずにすんだ。これまでは、いつも殻がムースに混じっていた）。それに、卵白を固く保つために、泡立てる前に塩少々を加えることも忘れなかった。子どもたちが待ち切れないといった様子で集まってくる中、私は（ゆっくり！）チョコレートと黄身を混ぜ、（優しく！）それを卵白に混ぜた。ムースはいつもより、フワフワ、そしてしっかりとしたものに見えた。

好奇心から、私は実際どれだけゆっくり作れるかを知るために、これらのスローフードな試みを計ってみることにした。タイマーを見てびっくりした。13分！ 普段ムースを作るのに、ボウルから卵の殻を出したりする無駄な時間を含め、少なくとも10分はかかっていた。たった3分超えただけで、こんなにも違う体験となったのだ。

ディナーの時に、冷蔵庫からムースを取り出すと、同じような魔法が起こった。食事をする間、私が立ち上がったのはその時の1回だけだ。いつもは、忘れたものを取りに10回くらい立ったり座ったりした。しかし、今回は必要なものを全てテーブルに並べてから、子どもたちを呼んだ。調理道具、スタイ、ナプキン、塩、バター、水など必要なものを取りに行ったり来たりしなくていいことが、これだけ気持ちのいいことだとは思わなかった。照明を落とし、ロウソクまで灯した。子どもたちに催眠術のような効果があったようで、食事中ずっとヒソヒソ声で話していた。

「さあ、みんな、on va déguster《オンヴァデグステ》！ どういう意味かわかる？」私は楽しそうに話すことを思い出しながら言った。

「ゆっくり食べることよ、ママン！」とハーモニーを奏でるように娘たちは答えた。一瞬、子どもたちが天使のように見えた。

私たちはゆっくり食べ始めた。大きなひと口から食べ始め、すぐに間違いに気づいたあとは、ソフィーもクレアもどれだけ小さいムースのかけらをスプーンに乗せ、ゆっくり口に運ぶかがおもしろくて仕方がない様子だった。「誰が、最後に食べ終える？」という一つのゲームにまで発展したほどだ。

**そして、ゆっくり食べた結果、ムースについての話で盛り上がった。**口に入れるとどんな感じ？ 舌に乗せてからどれくらいで溶ける？ 少し苦い？ それとも甘い？ いつもより歯ごたえがない？ なぜ？ お腹に流れていく感じはどんな？ 観察すると、ソフィーはたくさんの発見があったようだ。クレアまで「パパ、私のお腹をくすぐるのよ！」とおもしろい発言をした。

## スローフードは幸せな食事

ここで、私はもうひとつひらめいた。フランス人がなぜ普通の人たちでさえも、美食家になれるのかがわかった。彼らは単純に食べ物を楽しむ人たちなのである。言い換えれば、彼らは食べることの「ファン」なのだ。**アメリカ人がアメフト、イギリス人がサッカーに熱中するように、全てのフランス人が、食事に情熱を注いでいるか注ぐべきだと考えているのである。**ただ、スポーツと違って、食は誰もが参加できる。

その晩遅く、このひらめきをフィリップに話すと、彼は笑った。「あまり頭でっかちになるなよ。たかが食べ物だ！」と彼は言った。子どもたちを寝かせてから、彼は客間に座ってハーブティーを飲んでいた。子どもたちと同じくらいフィリップもディナーを楽しんだようだった。

これまで、子どもたちとの食事は、彼の一日の中で最もモチベーションが低くなるイベントだったようだ。仕事から疲れて帰ってきて、テーブルでわめく子どもたちと向き合うことは、彼の頭痛の種だった。今はその理由がよくわかる。本来家族の食事は、彼にとってはリラックスする時間なのだ。しかし、実際はストレスいっぱいで、満たされない時間だった。私はと言えば、キッチンを走り回り、戸棚をバタンバタン開け閉めし、物を落とし、鍋を焦げつかせ、飛び跳ねながら、食事中のみんなをせき立てることによってイラ立ちを振りまき、状況を悪化させていた。いつも夫は、食事が終わると黙ってコンピューターに向かった。でも今夜は、何週間ぶりかに二人で楽しく夜を過ごしている。
ゆっくり食べるという私の試みは、子どもたちのためにしたことだったが、結果的にフィリップをよりご機嫌にしたようだった。今夜の彼は、すごくリラックスしているせいか、おしゃべりも始めた。フランスに移ってからの数か月間、辛いことも多かったから、私は嬉しかった。私たち、いや、私がここに来ることを決断しなければよかったと思ったことは、一度や二度ではない。ゆっくり食べる食事は、お互いの存在をもう一度楽しみ合うための方法なのかもしれない。心地のいい静寂が流れる中、二人でお皿を洗いながら、私はマーカーを手に取って自分のモットーに次の変更を加えた。

**スローフードはいい「幸せな」食事だ。**

Chapter 9

# ２つの世界のいい点

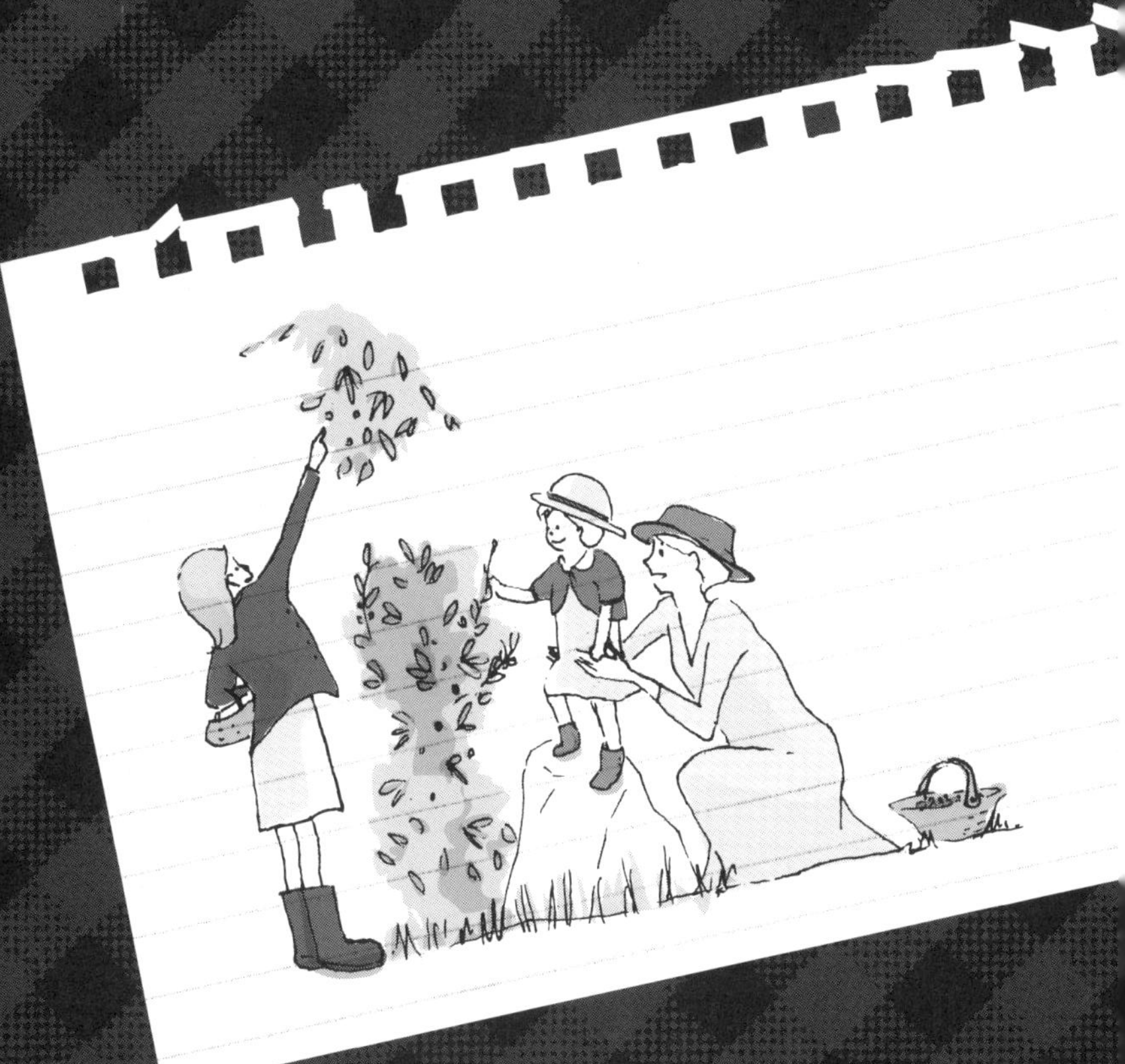

## 学校の試食イベントで恥をかく

6月に入ると、夏がひと足早く訪れたようだった。学校帰りに、ほとんど毎日海に寄り、暗い冬など忘れてしまった。娘たちを寝かしつけたあと、よくジョーが子守りに来てくれて、その間私とフィリップは海まで散歩した。村人たちもいることが多く、友人のエリックやサンドリーヌに出くわし、たわいない会話を楽しんだ。ゆったりとした親密な夜は、フランスにおける私の最もお気に入りのひと時だった。

しかし、それでも小さな出来事の数々で、自分がフランス人ではないことを思い知らされていた。最も印象深い体験は、学校で行った地元の食材の試食会だった。学校では部外者のような気持ちを味わっていた私は、何か企画を立ててみんなともっと仲良くなりたいと思っていた。

試食会の日、たくさんのいちごや野菜、新鮮な手作りのパンとジャム、そしてクレームフレーシュ（サワークリームの一種でフランスでは日常で使われる）を、編んだバスケットに詰めて学校に向かった。来校している父兄に微笑み、小さな折りたたみのテーブルに、新しく購入したテーブルクロスを広げ、その上に食べ物を並べた。

ベルが鳴るまで10分ほどあった。事前に試食してもらおうとバスケットを腕にかけ、最初に目に入った親の集団に近づいた。

「いちごを食べてみない？」

聞いてみても、誰も食べようとしなかった。少し驚いて、次の親のグループに、「いちごはいかが？」と、今度は少し控えめに聞いてみた。小さないちごを気まずそうに食べたのは一人だけだったので、何かおかしいことに気がついた。それでも、今さら引き下がるわけにもいかない私は、今度は年配の女性に、勧めてみた。

「食事と食事の間は食べません！」パシッと返ってきた。あまりに激しい口調に、私は飛び上がった。気落ちをした私は、テーブルに戻り、食べ物を並べ直すフリをしたが、目には涙がいっぱいたまった。

幸運にも、その時ベルが鳴って、子どもたちがドアを開けて飛び出して来た。すぐに子どもたちはうれしそうにいちごやパン、いろいろな野菜を試食した。しかし、子どもたちをかき分け、すごい勢いで自分の子どもの手を引き、連れ去って行く親もいた。中には、私を睨みつける親もいた。

この出来事に、私は心底驚いた。その夜、まだ混乱していた私は、義父に一部始終を話し「親たちはなぜそんなに怒ったのかしら？」と尋ねた。

「子どもたちに食べ物を与える許可を親にもらわなかったからだよ」と彼は優しく言った。「**ほとんどの親は、立ち食いや間食をいけないと思っているからね。**フランスの子どもにアメリカのマナーを押しつけても友達は作れないと思うよ」

## フランス社会になじめない自分

この件で、私はしばらくクヨクヨ悩んだ。フランスに来てもうすぐ10か月だというのに、私はまだこういう失態を繰り返していた。異文化の環境にいた私は、地元の人たちと交流する中で、誤解されたり、場違いのように目立ったりと、段々フランスに住むことが難しいと感じるようになっていた。また、仕事の面でも、フランスにいることは、私とフィリップ双方にとって不利だった。これからどうやって食べていけばいいのだろう？　という不安も募るばかりだった。

それにさびしかった。サンドリーヌとエリックを除いて、私はいい友達をまだ作れないでいた。もちろん、個人的に優しくしてくれる人もいる。ディナーにも数回招待されたし、ソフィーもたくさん誕生会に呼ばれた。**しかし、どれだけフランスに滞在しても、フランス人になれない自分は、完全に収まることができなかった。ここは故郷ではない。そして、私は村で唯一の移民であり、フランスという国は、移民に対して決して優しい国ではなかった。**

ついに認めざるを得なかった。私はバンクーバーに帰りたかった。フランスへの移住はおもしろい体験だったが、成功したとは言えなかった。

## バンクーバーに帰ることを決意

6月の末には、故郷に帰る心の準備ができていた。問題は、ほかの家族のメンバーはそう思っていなかったことだ。子どもたちは二人ともフランスの生活に落ち着き、いい友達にも恵まれていたし、フランス語も流暢だった。**その上、どちらにもamoureux《アムル》がいた（文字通り、「恋人」という意味だが、小さい子どもの場合は、「ボーイフレンド」「ガールフレンド」というニュアンスで使われる。必ずといっていいくらいみんないた！）**。

フランスに来た当初は、小さい子どもたちがプラトニックに恋人ごっこする姿を見て、かなりショックを受けた。少しからかうように、「あなたの恋人は誰なの？」と大人が聞く光景にも驚いた。しかし、段々とそういうことにも慣れていった私は、保育園でユーゴがクレアを抱擁していても、学校でピエールがひざまずいて、恥ずかしそうにクスクス笑うソフィーの足にキスしていても、動じなくなった。

しかし、私の決意は固かった。問題は、始めはフランスを嫌がっていたフィリップが、自分の言葉、友人、そして家族と結びつきを強くしている点だった。村に家を買う話までし始めていた。形勢が逆転してしまったのである。

ある晩、話を切り出した。娘たちを早く寝かしつけ、ジョーに子守りに来てもらい、フィリップと私は、海岸線を散歩した。

「家に帰りたいわ。バンクーバーよ」と、言った。泣きそうになっている自分に驚いた。罪の意識と言う言葉では片づけられないほどの気持ちを味わっていた。

「知っているよ」とフィリップは、足下の砂を見ながら答えた。

「ごめんなさい」と言いかけたが、初めて言葉に詰まった。フィリップは振り返り、家に向かって歩き始めた。私は走って追いついて、「海まで歩きましょうよ」と誘った。

「嫌だよ」と答えて、彼は歩き続け、「僕がこっちに来たくなかったのを知っていただろう？」と肩越しに言った。お腹にギューと痛みを感じながらも、彼を追いかけて、

「でも、1年という約束だったでしょう？」とその背中に向かって言った。

「子どもたちはここを気に入っている」とフィリップは言った。「実験材料のように思いつきで行ったり来たりさせちゃダメだろう！」

「思いつきじゃないわ！」と私も負けなかった。「残りの人生をここでは過ごせない。ここに溶け込むのは無理。それに仕事だってない。1年以上離れたら、バンクーバーの仕事もなくなるわ」

沈黙が流れた。フィリップは振り返り、不機嫌そうに足下の砂を眺めた。

「なあ」と彼はしばらくして、口を開いた。「僕も山が恋しいよ。ベーグルにクリームチーズもね」

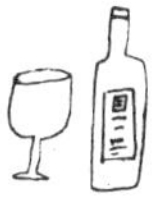

# 豪華な食事会で見送られる

みんなに伝えるのに私たちは時間をかけた。フィリップの両親は残念がったが、あまり驚いていない様子だった。そもそも、村になじむのは難しいと忠告したのは彼らだった。ソフィーの恋人のピエールは、ショックを受けたようだった。すぐ噂は村中に広がった。私たちの前途を祝うために、家に立ち寄ってくれたり、スーパーで足を止めてくれたりする人がたくさんいることに驚いた。一番悲しんだのはソフィーだった。バンクーバーの記憶はほとんど残っていない。新しい生活に落ち着いていた。別れは厳しいものになるだろう。

旅立ちの2日前に、フィリップの両親が、家族全員での食事会を企画した。準備はいつもより入念に行われた。ダイニングルームの2倍ほどの大きさがある屋外用のテントが2つ立てられた。2枚あるフランス風の扉は開け放たれ、40人もの客人を迎えるためにテーブルも5台設置された。ジャニーヌがリネンのテーブルクロスを用意し、子どもたちが庭からラベンダーを摘み、飾った。

正午過ぎからみんな姿を見せ始めた。いとこたちや叔母や叔父。フィリップの親戚のほとんどが姿を見せた。フィリップの古い友達も、車で何時間もかけて現れた。村で仲良くなった友達も顔を出した。**食事はブルターニュ地方の食材を豊富に使ったものだった。**魚のテリーヌやcoquilles《コキーユ》 St.《サン》

Jacques《ジャック》（ホタテとシーフードのグラタン）も出た。夕方の4時半になっても、私たちはまだデザートを食べていた。

滅多に乾杯したりすることのないフランス人だが、エリックが勇気を出し、「Toujours《トゥジュール》 le《ル》 vin《ヴァン》 sent《ソン》 son《ソン》 terroir《テロワール》!」と乾杯した。最後に、みんなで海辺まで歩いたが（これは家族の儀式だった）、その時にフィリップがこの慣用句の意味を教えてくれた。

**「いいワインは『terroir《テロワール》』（生まれた景色）と同じような匂いと味がする。人も同じだ。故郷は常に自分について回る。どこに行こうと、僕たちはブルターニュらしさを、ほんの少し持って行くのさ」**

## バンクーバーに帰国

どんなに気が沈んでいようと、バンクーバーには元気が出るパワーがある。山と海に囲まれた街並みを飛行機から見下ろした時、フィリップはエネルギーを回復してきた。私も、クリームチーズたっぷりの温かいゴマのベーグルを食べるのを想像しながら元気になってきた。その週の終わりに、古い友達を訪ねた頃には、ソフィーも元気になった。彼女のフランスなまり、磨き抜かれたマナー、そして洋服にみんな魅了されたようだった。クレアの方が順応できずにいた。突然聞こえてくる聞き慣れない言葉を聞くのに全エネルギーを使っているようで、私にべったり張りつくようになった。8月も長い1か月になりそうだった。

## まさかの逆カルチャー・ショック!

私自身も順応に苦労した。北アメリカ流の「便利」な買い物が待ち遠しかったはずなのに、渋滞の中スーパーまで娘たちと向かい、駐車スペースを探し、長い商品棚を行ったり来たりした挙げ句、レジに並んで、車に食料品を詰め込み、家に着く頃には、ヘトヘトになった。悔しいが、フランスのマルシェで買い物をした方がよっぽど時短で楽だった。運動もできたし、外のきれいな空気も吸えたし、人との交流も楽しめた。

それに、スーパーマーケットで買える食材は、フランスで手に入るような新鮮なものではなかった。フィリップは、鶏肉のラップを外す時のにおいに、悪態をついた。**農場から届いた新鮮な食材を1年食べたあとだと、肉のイヤなにおいと、プラスチックに長時間さらされたことによるヌルヌルに驚くようになっていた。**料理しても、肉に味がなく、気が抜けた感じだった。オーガニックの鶏肉までもが、同じようなにおいがした（それに、高かった）。

もっと驚いたのが、周りの人たちの食習慣だった。**道を歩きながら食べている人がこれほどいる**

**ことに、今まで気づかなかった。**その光景に、今は当惑した。また、学校から出てきた子どもたちを、車のエンジンをかけたまま母親たちが待ち、そのままマクドナルドのドライブスルーに入っていく光景にも驚いた。職場のランチルームも、毎日手作りのお弁当を温めて食べる私以外、利用する人は一人もいなかった。みんなコンピューターに向かって、背中を丸めたままサンドイッチを頬張っていた。「私たちが旅立つ前もこんなだったかしら？　なぜ、今まで気づかなかったのだろう？」と私は不思議に思った。

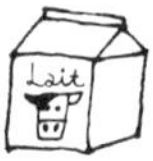


## バンクーバーの学校の昼食は10分⁉

ソフィーも学校で苦労していた。**ほかの子どもたちと自分とでは、食べているものが違うことがすぐにわかったようだ。**その違いは、主におやつだった。始めは、全くおやつを学校に持って行かせたくなかった。いつものように、夕方のグテを与えたいと思っていた。しかし、学校の初日、迎えに行くとソフィーに元気がなかった。「ママン、お腹が空いた！」と叫んだ。不思議に思った私は、彼女のお弁当箱を開いてみた。保温瓶に入ったにんじんスープ、バゲットにバター、ヨーグルト、そして切ったりんご。何一つ食べていなかった。

「なんで食べていないの？」と聞いたら、「時間がなかったの」とソフィーは言って、ワッと泣き出した。そのあと、ソフィーが学校から持ち帰ったスケジュール表を見て、私はあ然とした。**12時から12時10分まで、昼食時間は10分しか与えられていないのだ。**その中には、お弁当を出し入れする時間も含まれている。

「そんなに短い時間でどうやって食べろっていうんだ?」夫は憤慨した。「お腹が空いて、学校の勉強も集中できやしない!」

「みんなと同じように速く食べるようになるしかないわね」と私は厳しく言った。「フン!」とフィリップは鼻を鳴らした。

**「急いで食べる教育をしているのさ! 大人になったら、机で質の悪い昼食を急いで食べられるようにね」**

## 学校でもおやつが食べ放題

私も彼と同じ意見だった。しかし、フランスにいる時同様、あまりしてあげられることはなかった。「おやつ禁止」のルールを和らげる以外の方法はないようだった。嫌だったが、私はおやつ持参でソフィーを学校に通わせることにした。最初は、生のフルーツと野菜を持たせたが、バンクーバーの寒い冬が訪れると、考え直した。

渋々私はクラッカーやビスケットを持たせて送り出すようになった。しかし、ソフィーはオレオ・クッキーやグミなど、違うものを持ち帰った。**こういう加工したお菓子を与えることを拒むと、口論になった。どれだけ健康に気をつけて食べなければならないかを伝えたところで、彼女はただほかの子どもと同じがよかった。特定のおやつを禁止することで、そのおやつを逆にひどく欲しがる傾向があることに気がついた。**これは、フランスで学んだことと正反対の発想のように思えた。

しかし、私が与えたいと思っていたおやつは、ここの子どもたちが普段口にしているものとあまりに違っていた。クラスメートが家に遊びに来た時も、フランス風のりんごのタルトをがんばって焼いたのに、ひと口食べただけで、オレオ・クッキーを要求された。

娘を欲求不満にさせないためにも、やむを得ず私はもっとお菓子の選択肢を広げた。しかし同時に、オレオ・クッキーよりダーク・チョコレート、果汁でできた「自然な」グミといった、なるべく身体にいいお菓子を選ぶようにした。不満を言いながらも、ソフィーは私の「健康的な」選択を受け入れてくれた。

## 学校や保育園の食事情に憤慨する

さらに、ファストフードにも妥協することで合意した。「たまには、ごほうびもいい」というフランスの方針に従って、ソフィーが友達からファストフードへ誘われた時には、行ってもいいことにした。そして家庭では、寿司という違うファストフードの形を取り入れた。バンクーバーには、ブロックごとに小さな家族経営の寿司レストランがあったので都合がよかった。

しかし、まだソフィーの昼食の問題が残されていた。お腹を空かしたまま、半分しか食べていないお弁当を持ち帰り続けた。私は、怒ったり、懇願したりしたが、ダメだった。ソフィーは、ゆっくりきちんと食べるようトレーニングされたのだ。

**「ただ食べ物を呑み込めばいいでしょう?」ある午後、しまいに私はこんな言葉を娘に浴びせていた。心を込めてゆっくり食べることをあれだけ彼女に言い聞かせてきた私が、こんな言葉を発しているのが信じられなかった。**

「だって、みんなの食べ方、汚いのよ! 私は、口を閉じてゆっくり噛むの!」とソフィーは嘆いた。本当だった。**1年間、食べ方を正した結果、前よりきれいに食べられるようになっていた。**

一方、クレアはおやつを食べることの楽しみを再発見していた。新しい保育園では、午前中と夕方のおやつを喜んで平らげ、3回もおかわりした。おやつ三昧の生活に慣れたクレアは、そのうち朝食を拒むようになった。私が愛情を込めて用意した朝食よりも、保育園に到着するとすぐに出される午前中のおやつを楽しみにした。その上、迎えに行く直前の夕方5時頃、大量のおやつが出されるために、夕食をつまみ食い程度にしか食べなくなった。

私は憤慨した。次の保護者会で、異議を申し立てた。午後のおやつはフルーツのみ、そして夕方4時以降はおやつなしにして欲しい、と意見を言った。保育園のスタッフは快く受け入れてくれた。しかし、昼食はもっと大きな挑戦が必要だった。月に1回、スタッフは温かい昼食を用意してくれたが、その日以外は、クレアは昼食を残して帰った。食中毒を恐れ、家から持って来た食べ物をスタッフが温めることは禁じられていた。娘たちは昼食に冷たい食べ物を食べることに慣れていなかったために、お弁当の中身の選択肢も狭かった。

## 親にアンケートをとってみる

「子どもたちの昼食やおやつに不満なのは、自分だけなのだろうか？」
疑問に思った私は、早速ほかの親と送迎の時に気さくに話してみた。しかし、食べ物の話はとてもデリケートで、あまりうまくいかなかった。食べ物を楽しむこと以上に、罪の意識が強い文化の中では、人も攻撃的になりやすい。批判していると思われたくはなかった。

私の考えに最初に同意してくれたのは、イラン、イタリア、中国、ブラジル、そしてスペインの母親たちだった。彼らの文化の中でも、昼食は大事なものだった。**おやつを食べ過ぎるあまり食事を少ししか食べないことに疑問を感じているのは、自分だけでないことがわかった。**

「フランス人と同じように、温かい食事を子どもたちに提供することはできないか?」と私は考えた。「親の了解を得ることができたら、温かいランチをプログラムに組み込むことができるかも」

そこで、私は親にアンケートをとってみることにした。悪戦苦闘した結果、1か月後、子どもの食事情を聞くアンケートを完成させた。

うれしいことに、126家族がアンケートを送り返してくれた。子どもの昼食に持たせているものを3つほど挙げるようお願いしたが、予想通り1番人気はパスタだった。続いて、サンドイッチにクラッカー。また、中には「蒸したオーガニックのチキン、オーガニックのにんじん、オーガニックのいんげん、茹でた新じゃが、オーガニックのブルーベリーピューレ」と、親の食傾向を強く反映したものもあった。しかし、それ以外は、どれも短く簡潔だった。**フランスのカンティーヌのように、遊び心のある、そそられるようなメニューは一つもなかった。**

次に、私は温かい昼食を提供するプログラムに興味があるかどうかを聞いてみた。**答えを読んで、はっきり感じられたのは、親たちの疲労と失望だった。**

・「温かい食事があったらうれしいわ。朝の準備時間を大幅に減らすことができるし、食事を無駄にする心配からも解消されるわ」
・「お弁当を持たせずにすむのであれば、何でもするわ」

・「ベッドに入りながら、翌朝の準備について考えなくてすむようになるなんて最高！」

また、温かい昼食プログラムを導入した場合の利点については、以下のような返答があった。

・「ほかの子どもたちがいる方が、自分の子は新しい食べ物に挑戦する気が起こるみたい。家では食べないものでも、保育園では食べている！」

・「きちんとした食事は、温かく料理されたものだとこの歳で学ぶことはいいことだと思う」

しかし、4分の3の親が温かい昼食を子どもたちに与えるのはいいと思っているのに、プログラムを義務にした場合は、半分を切る支持しか得られなかった。

・**「子どもは好き嫌いが多いから、一つのメニューだと、食べられない子どももいるだろう」**

・「欲しいのは家庭料理だ。施設の料理じゃない」

・「材料が吟味されていない、品質の悪い食べ物に、強制的にお金を支払うのは嫌だ」

## こだわりすぎる親たち

これを読んで、私は自信がなくなってきた。また、子どもたちに食べさせたくないもののリストを読んだ時、もっと打ちのめされた。キャンディ、豚肉、牛肉、ラム肉、卵、チョコレート、ナッツ、アイスクリーム、いちご、オーガニックではない食べ物、ジュース、遺伝子組み換えのもの、トマト、乳製品、そして大豆等々、リストは永遠に続いた。「私たち、何でも食べます！」と返答したのは、たったひと家族だった。**個人の食事の傾向がこれだけ尊重される中、どうやって多様な食事を提供することができるだろう。子どもたち同様、親たちもえり好みしているのだ。**

その上、親の食事の傾向が正反対の場合もあった。熱心なベジタリアンとアンチベジタリアン、タンパク質の熱狂的信者と炭水化物大好き人間、そして温かい食事を与えたがる親と子どもに冷たい食事しか与えない親。

「これは絶対無理だわ」と落ち込みながら私は思った。**「子どもは新しいものを食べられると親が思っていない。便利であることにこだわり、子どもがお腹を空かせることを恐れている。食べる内容より食べる量を気にしている。その上、各家族の食の傾向が違い過ぎて、みんなが満足する栄養のある食事を提供するなんてとてもできないわ！」**

温かい昼食を与えるプログラム、すなわち、親以外の人間が子どもの食事を管理し、新しい食材を食べるようながすという発想は、多くの親を不安にさせたようだった。**ほとんどの親にとって、個人の食事の選択を守る方が、それがどれだけ質の悪いものであっても、新しい食材を子どもたちに食べさせることより重要だったようだ。**

## 保育園と交渉する

このことについて何週間も悩んだが、答えは出なかった。しかし、1か月近くかけた成果を、保育園側に伝えない手はなかった。なんとか面談までこぎつけた私は、2週間後、アンケートをまとめた32ページものレポートを携え、保育園に向かった。

保育園のマネージャーとその上司が、私の話を聞いてくれた。ほとんどの親が温かい昼食を望んでいる旨を伝え、その利点も述べた。それから、ソフィーのフランスの学校の食事のメニューを参考にしながら、みんなが納得いくようなメニューも発表した。その内容は皮肉にも1年前は、娘たちが食べなかったものばかりだった。レンズ豆とアプリコットのスープ、りんごのコンポート、アボカドサラダ、グリンピースのリゾットだ。メニューを眺める間、沈黙が流れた。そのあとに、一人のスタッフが頭を上げ、事務的に言った。

**「子どもたちはどうせパスタしか食べないのに、こんなものを作る必要性がどこにありますか？どうせ、ゴミ箱行きでしょう！」**

「ええっと、フランスには食事のルールがあって、それをベースにうまくいっています！」と私は少し力を込めて言った。「ほとんどのフランス人の子どもは、何でも好き嫌いなく食べるのです！」

でも、それ以上言う前に、誰かが遮った。

「我々のスタッフは、幼児期の子どもたちを教育するトレーニングを受けています。彼らはプロです。料理は、彼らの仕事の中に入っていない。彼らは教育者で、料理人ではない」

**「でも、多くのものを、バランスよく食べられるように子どもに教えることも、教育の一貫ではないですか？」**と私は弱々しく言った。彼らの表情を見る限り、誰も説得できていないようだった。

「フランス人のやり方は、我々とはあまりに違い過ぎます」と最後は言われ、続く言葉が見つからなかった。ミーティングは短く終わり、私は信じられない気持ちで保育園をあとにした。75％の両親が、温かい昼食の案に賛成してくれたのに、私の提案は拒絶された。馬鹿らしくなってきた。思わぬ形で食べ物活動家になってしまった自分。世界を変えようとでも思っていたのだろうか？

## 農業はフランスにおいて大きなビジネス

**それでも、フランスで学んだ教訓の価値を私は信じていた。**フランスの取り組みが実際うまく機能するのを、私はこの目で見たのだ。元の状態に戻るわけにはいかない。知らず知らずのうちに、フランスでもう一つルールを学んだことに気がついた。

*French Food Rule 9*

## 食べるもののほとんどは、「本物」の家庭料理にしよう

北アメリカでは、このルールが一番大切だと私は感じた。**まず、親が加工食品より本物の食事を与え、自らも食べなければならない。**時にお楽しみもいいが、子どもたちが摂取しているもののほとんどが「本物」の食事であること。フランス人が食べるものは始めから「本物」の食事であるため、このルールは正確にはフランスのフードルールではないが、バンクーバーではこのようなルールが必要だろう。

**そして、フランスの健全な食事は、住んでいる土地、人、そして気候と密接な関わりを持っている。**ブルターニュ地方でアップル・サイダーを飲み、牡蠣を食べ、南フランスでロックフォールチーズを食べ、ロゼを飲むことがそれにあたる。カナダでは、ヘラジカの肉とメープル・シロップ。要するに、フランス人は地元の食材に強くこだわる。その証拠に、フランスでは生産地を一歩出ると、探すことが難しいチーズもたくさんある。毎週のように食べていたそば粉のガレットは、ブルターニュ地方以外のマルシェでは見当たらない。フランスで買い物をした大手のスーパーマーケットでも、ワインから乳製品まで、消費者に生産地を知らせるラベルがついていた。

というのも、農業はフランスでは大きなビジネスだ。ヴェロニクによると、フランスにとって農業は、車産業より大きい、国で2番目に大きい産業だ。世界での人口は21位にもかかわらず、ヨーロッパにおける農産業のトップを走り、世界の中でも、農産物及び加工食品の輸出は第4位を誇る。

**さらに、私を驚かせたのは、フランスの農業が、農家の人たちが地元に住んで農業に専念し、生産者と消費者が地元で強く結びつくようなネットワークと共にある点だ。**フランス人は、私たち北アメリカ人が学校やコミュニティーで考え直そうとしていることや、『100マイル・ダイエット（半径100マイル〈160キロ〉以内の食材のみを口にする体験を、カナダ人の筆者が綴ったベストセラー）』に代表されるロカヴォア（地元の食材だけを食べる人）的な発想を大切にするため、味にはうるさい。作りたての新鮮な食品以外は買わないのだ。フランスは非常に近代的で効率的な食糧システムを持っているため、国民は美味しい、新鮮な地元の食べ物を手に入れられる。

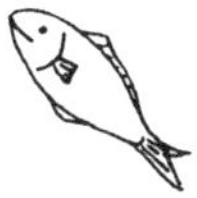

## 地元の食材を楽しもう！

**フランスのように地元の食材について学ぶことが、私が子どもたちと取り組める最も効果的な食育方法だと感じた。**早速、私は今まで一度も訪れたことのない地元の農家の市場を散策してみた。常連になるには、時間がかからなかった。また近所にも、時々ルバーブやブラックベリーといった旬の食材を使った手作りのチョコレートを作っている小さなチョコレート屋さんも開拓した。高価だったが、フランスのチョコレート同様、濃厚な味で美味しく、1粒食べれば十分だった。

市場で見つけられないものは、都会に地元の食材を届ける生協を利用した。さらに、週末にショッピング・モールに行く代わりに、娘たちを「ベリー・ツアー」に連れて行き、森の中の豊富な食材を発見したりした。8月には、ブラックベリーが大量に収穫できたので、サラダやシリアルのトッピングにした。ベリー体験に味をしめた私たちは、次はサケの産卵を見に行った。娘たちは、激しく跳ねるサケの姿や、そのサケをたらふく食べる熊や鷲にすっかり魅了されたようだった。

翌春には、ラズベリー、いちご、ほうれん草、レタス、トマト、そしてぶどうが実る小さな庭まで作った。少し暗めのじめじめした北向きの裏庭を見て、夫は「どれも実らないだろう！」と鼻で笑った。しかし、子どもたちが自分たちの植物に水をやる姿や、収穫した喜びを見て、彼の考えも少し変わったようだった。庭で取れた「夏のサラダ」は、すぐにみんなの好物となった。

**私たちは、フランス人のようには食べていないだろう。でも、それでもいい。**フランスの取り組みの本質はつまりこうだ。**地元で手に入る食材と、自分の土地、伝統的な料理法、そして心がこもった料理の間のバランスを探ろう。**私たちは、フランスの食文化の中心軸となるjuste《ジュスト》 équilibre《エキリブル》（ちょうどいいバランス）を見つけたようだった。

# Chapter 10

# 最も大切なフードルール

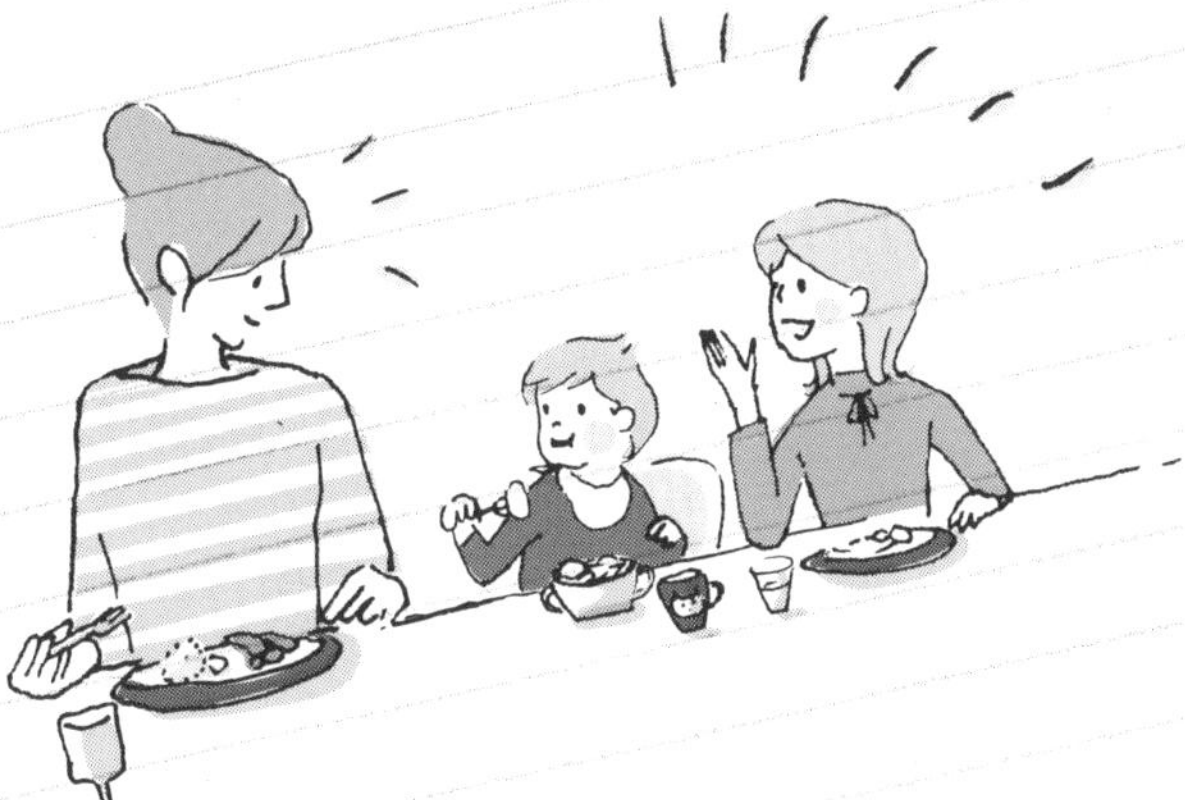

## 最も大切なルールとは？

現在も実行中のフランス流食育で、何を得ることができたのだろう？

ソフィーは7歳に、クレアは4歳になった。今晩の献立は、ヒラメとキヌア（雑穀の一種）、そして蒸したブロッコリー。デザートにはチョコレート・ムースだ。うれしそうに全部平らげた。グレープフルーツからグラノーラ、豆腐からトマトまで、何年か前までは見向きもしなかった食材を、今は食べるようになった。クレアはまだ苦戦中だが、ソフィーはカリフラワーまで食べられるようになった。

フランスに行く前に比べ、娘たちは私の想像以上に食べ物に対して広い心を持つようになった。それどころか、フランスにいる親戚と一緒にレストランに行くことも恐怖ではなくなった。

私たち親の方も、ほとんど、食事ルールをただ見守るだけですんでいる。**最も大切なルールは、一日最低1食はみんなで食べること。超多忙な日々の中で、家族の食事は安息の場だ。**それぞれの日常について語り、未来について語り、お互い質問をし、大きな声で疑問を投げかける。一緒に食べることで、生まれた会話もある。食卓での時間は、より幸せな家族になる手助けとなる。

さらに、私たちの食べているもののほとんどが、「本物」の食事だ。準備するのには時間がかかる。

しかし、時短法は、冷凍した手作りのスープや、フランスで学んだ簡単にできるフランス料理だ。私は5分以内に美味しいキッシュを作れるようになった。これが私たち家族のファストフードと言っていい。この通り、私はいまだに「スローフード」とやらを習得できずにいる。今でもなるべく早く料理しようとしてしまう。しかし、もっとゆっくり食べられるようにはなった。フルコースもなんとか座っていられるようになった（たまに夫にじっと座るように注意されるが）。**また、私たち家族は、食べ物に感情的な執着を持つこともなくなった。私も、おもちゃ、おしゃぶり、賄賂、罰、そしてごほうびとして食べ物を利用することもなくなった**（たまに切羽詰まって、注意をそらすために使うことがあるのは認めるが……）。子どもたちとのフードバトルも滅多にしなくなった。歯を磨くのと同じように、健康に気をつけながら食べることが習慣になった。フランスで出会った親と同じように、子どもの食事に無頓着を装い、楽しむようにした。決して不安にはならない。特別な食事も作らない。誘導しようとはするが、数回で諦める。ソフィーとクレアのどちらかが食べるのを嫌がったら、あまり多くを言わずにそれを持ち去った。でも、持ち去る回数も大分減った。

## おやつの工夫

さらに、一日4食の習慣に落ち着くこともできた。ソフィーとクレアは、少しお腹が空いても、夕食まで待つことを受け入れるようになった。食べる時間になったら満足する食事が待っていることを知っているから、いつも静かに待つようになった。忍耐強くなった娘たちを誇りに思う。ただ、大きな例外が一つだけあった。学校と保育園でおやつを全く食べないようにするのは不可能な上に、子どもの視点からするととても不公平なことなので、平日はほかの子どもたちと同じようにおやつを食べることを許した。しかし、週末は食事の時以外には食べない。というよりも、子どもたちも食べたいと言わなかった。避けられないハロウィン、イースター、クリスマスという狂ったようにお菓子まみれになる時期を除いては……。

おやつには何を食べるかって？　予想通り、子どもたちは北アメリカ社会が売りつける袋詰めされた美味しいお菓子に目がないようだ。そのため、バランスを取るよう心がけることにした。学校のおやつには、フルーツや野菜を持たせるが、たまにお弁当箱にプチルーのチョコレートのコーティングがかかったクッキーを数枚しのばせる。

ファストフードは、金曜日だけに限定して、時折パジャマ・ピザ・パーティーの女子会を開催してあげるようにした（女子のパワーにはついていけないフィリップは、ひと晩自由時間をもらう）。これでみんな満足のようだった。娘たちの友達が遊びに来る時に備えて市販のおやつも用意してあるが、娘たちは、バターを塗ったパンや切ったフルーツを午後のグテで食べることに満足しているようだった。

## 完璧を求めない

しかし、計画は全て順風満帆に進んだわけではなかった。ずっと喜んで食べていたのに、クレアは最近レタスに興味を失った。そのうちに食べられるようになるだろう。昨年の冬も、1か月間オートミールを訳もわからず拒絶したのだが、今は喜んで食べている。一方、ソフィーは、試食するようにはなったものの、いまだにチーズを食べない。また、お皿に嫌いなものが登場すると、テーブルから離れることはなくなったが、泣き言を言う。それに対してフィリップと私はまだ過剰に反応してしまうが、こういう機会もかなり減ってはきた。私は、たまにあまりに忙しくて、料理が型にはまり、同じ料理を何度も出してしまうことがある。そのため、フランスにいる時ほど新しい味を口にすることはできなくなった。しかし、娘たちの積極的に食べようとする姿勢の改善が大きいので、その必要もあまりなくなった。

**こういうわけで、私たちの食事法は完璧からはほど遠い。しかし、フランスの体験は、私に百発百中の完璧な食事は求めなくてもいいと教えてくれた。**というのも、フランスという国は、私に食事のルールはたまには守らなくてもいい、ということを教えてくれたのだ。フランス人は食べることを愛している。しかし、出発点が、「楽しむ方針」であるため、彼らの食育の取り組み方は前向きで明るい。カロリーに取り憑《つ》かれないし、「悪い」食べ物を好むことで、子どもや自分たちを罰したりしない。ごく少数の例外を除いて、彼らは健康オタクではないのだ。いやそれ以上に、たまにはルールを曲げたり、破ったりすることも自然なこと、いや密かに楽しいこととみなしている。だから、子どもたちにも同じようにさせる。食事を巡って過激派が多いアメリカのような文化では、特にこのルールは最も重要だと思われるので、私はこれを10個目の「黄金の」フランスのフードルールとして掲げようと思う。

### French Food Rule 10

**黄金のルール**

**食べることは楽しいことだ。ストレスがたまるものではない。フードルールを厳しい規則とするより、慣習や日課として捉えよう。たまには、緩めても大丈夫**

簡単に言うと、フランス人は食べるという行為に過度なことをしない。品質の悪い食事を食べることに制限がなかったり、緩かったりするのと同じくらい、健康的に食べることに取り憑かれ、食べ物を過度にコントロールすることは避けるべきだと考えている。フランス人にとっては、どちらも食に対する執着で不健康につうる。**それよりも、節度とバランスを大事にする。ルールに従う時は節度を持ち、熱心すぎても厳しすぎてもいけない。**

バンクーバーに戻って、私たちはこのバランスを手に入れた。しかし、このバランスは持続することが難しい。フランスでは、親が子どもによく食べることを教えるために、学校も政府も積極的に支援する。しかし、北アメリカではどちらかというと、食べ物をめぐる生産、マーケティング、そして販売についての知識的な規則の伝授が中心だ。フランスは、家族がいい食べ物を選択できるような教育的なシステムに則った、近代的で効率的な食糧システムを開発したが、残念ながらバンクーバーではそれは手に入らない。

そのため、家族が変わることは難しいだろう。それでも、私は努力をしてみることにした。ソフィーの学校で「本物の」温かい昼食が出されるよう静かなキャンペーンを始めた。成功するかどうか、そしてそれがいつになるか、全く見当がつかないが……。しかし、私はフランスで実際にこの目で見てきたので、希望は捨てない。**子どもたちの食は、私たち親が、何をどう子どもたちに食べさせることができるかを信じることによって決まる。だから親が、態度や考えを変えれば、家族はもっといい食事ができるようになるのである。**

しかし、私たち親は子どもの食事をどう考えているだろうか？　多くのアメリカ人は、子どもは野菜嫌いだと思っている。子どもは、辛いものや香りのあるもの、色鮮やかなものや食感のあるもの、さらに見た目が奇妙なものや新しいものは嫌いだと思い込んでいる。基本的に、子どもは「本物」の食べ物は嫌いだろうと思っているのだ。その上、子どもの好物は、パスタやポテトチップス、クラッカーを始めとする非常に少ないリスト上のものしかないと信じて疑わない。

**しかし、もし反対を信じたら？　フランスの親たちは、子どもたちが大きくなったら自分たちと同じように食べるようになると信じている。**新しいものを喜んで試食し、バランスのいい食事を選択し、文句を言わず野菜を食べ、そして節度をもって全ての食べ物を楽しむようになる、と。フランスの親も先生たちも、健康的に食事をする大人になることを信じて、手取り足取り子どもたちを導く。フランス政府も学校も、適切な規則やカリキュラムでもって親や先生たちをサポートする。学校の健康的な昼食で、子どもたちも学ぶことができる。**しかし何より、フランス人は真の食育は家庭で始まることを知っている。本当のところ食育は、子どもたちが生まれながら、いい食事をする才能を持っていると信じるあなたから始まる。そして、それを教えるあなたにかかっているのだ。**

Alors《アロー》, bonne《ボンヌ》 chance《シャンス》 et《エ》 bon appétit《ボナペティ》 !
（それでは、幸運を祈って、たっぷり召し上がれ！）

*Summary* まとめ

# ハッピーに食べる子どもを育てるためのコツ

## フードルールのいい点

1. 子どもへの衝動的な対応が減る
意志の力や親の強権を発動しなくてすむ。

2. 生活の枠組みができて、毎日の習慣が生まれる
決まったパターンがあると、子どもも安心。

3. 食習慣やいい食べ物を選ぶ基準ができる

4. 子どもの交渉の余地がなくなるから、子どもとの争いが減る！

# フランスのフードルール活用方法

フードルールの具体的な活用の例です。これを参考にあなたの家のオリジナルのフードルールをぜひ考えてみてください。

**ルール1** 親であるあなたが子どもの食育に責任を持つ。健康的に食べるということは、何を食べるかだけでなく、いつ、どのように、なぜ食べるかということも大切

▼少ない選択肢の中から子どもに選んでもらうのはOK。だけど、メニュー全体は子どもに選ばせない。

「今晩は、なすがいい？　それともほうれん草？」と野菜を選ぶように、少ない選択肢の中から子どもに選んでもらうのはあってもいいが、メニュー全体は選ばせない。バランスのいい食事を計画するほど、小さい子には知識はない。

▼食事はためらいがちに勧めるのではなく、きっぱりと勧めよう。

「これ食べる？」ではなく、「みんなのために作った美味しいひと品よ！」というような言葉を使おう。

**ルール2** 食べ物に感情を持ち込まない。食べ物はおしゃぶりではないし、気晴らしに使うものではないし、おもちゃ、賄賂、ごほうびやしつけの代わりではない

▼子どもは、口で言われるより、目で見て学ぶ。親はいいお手本となろう。

あなたがよく食べれば、子どももよく食べるようになる可能性が高くなる。

▼子どもにいい食べ物と悪い食べ物の分別をつけさせる。

微妙な違いだが、この違いを知ることは重要だ。

▼食べ物に感情を結びつけない。

例えば、何かのごほうびにキャンディをあげたり、傷ついたからといって慰めのためにあげたりしてはならない。

▼食べ物は、五感で楽しむものだということを子どもに教えよう。

「美味しい」「美味しくない」と言う代わりに、「柔らかい」「スパイシーだ」というような表現を使うよう子どもを導こう。「舌にのせるとどんな感じ?」「呑み込んだ時はどう?」といった質問を投げかけよう。五感を使って食べ物を感じることは小さい子どもにぴったり。栄養学の知識は、もう少し子どもが大きくなるまでとっておこう。

▼子どもに罰を与えるより、「野菜を食べてからデザートを食べるのよ」と論理的な順番を淡々と伝えよう。

「デザートはごほうび」という感覚を植えつけてしまうと、子どもは野菜嫌いになってしまう危険性がある。

**ルール3　親が食事時間とメニューを決める。子どもは大人が食べるものを食べる。代わりのものはなしで、インスタント料理もなし**

▼一日最低1回は家族みんなで食事をする時間帯を設けよう。

丁寧にテーブルセッティングをして、いつも同じ時間にテーブルを囲もう。

▼メニューの中に、必ず一つは子どもが好きなものを入れよう。

しかし、残りは子どもも大人と同じものを食べ、代わりのものは与えない。子どもがお腹を空かせたままテーブルを離れても、気にしない。フランス人の親は、そういう場合は、次の食事でもっと食べてくれるだろうと信じる。

▼子どもの放課後のスケジュールを見直そう。

忙し過ぎると、きちんとした食事をとる時間をもてない。スケジュールの中に、健康的な食事をする時間を組み込むよう子どもに教えることも大切だ。

▼許容範囲内で、メニューを子どもに選んでもらってもOK。

例えば、一週間の中で食べるメニューを決めてもらうといったように。しかし、一度決めたら、交渉はなし。

▼お皿にのっているものを全て食べるよう子どもに強要しない。

少ない量をお皿に盛り、もっと欲しい場合はおかわりをするようようながそう。

**ルール4** 食べることは社会的な営みだ。ごはんは家族一緒に、何にも邪魔されることなく、テーブルを囲もう

▼食べることは、みんなで行う社会的な営みであるべき。
食卓で、子どもは喜びや新しい発見、そして幸せを体験するだろう。

▼食事は家族の時間だから、テレビやラジオや電話といった電子機器は禁止にする。

▼食事の時間は、子どもが親の注目を引くことができる時間帯だ。子どもの行儀の悪さは、親の関心を引こうとする心の表れである場合もある。

▼子どもが椅子に座ったら、会話をしよう。会話をすれば、子どもは食卓に集中して座っていられるようになり、食事をきちんとするための心構えも育つ。

▼食卓で行う家族の決まりを作ろう。私たちは、その日あったことを交代で話すことを好んでしている。

▼祖父母といった年配の方に協力してもらおう。

▼年上の子どもをディナーに招くのも効果的。年上の子の存在は、魔法のような効果をもたらす。

▼食卓を活性化させよう。子どもたちのお気に入りのものを加えて、食卓を明るくしよう。

**ルール5** 虹の全ての色の野菜やフルーツを食べよう。同じメニューを週に1回以上食べない

▼多様なものを食べることを楽しもう！　子どもに、色や見た目だけで食べ物を判断しないように導こう。
袋に食材を入れて、手の感触で食材を当ててみたりといったゲームも楽しい。大人も一緒に加わろう。きっといろいろな発見があるはず。

▼多様なものを口にできるように、家族独自のルールを作ろう。
例えば、一週間に1回以上は同じメニューを食べない、など。

▼子どもが既に食べられるものから多様性を引き出そう。
チーズが好きな場合は、違う種類のチーズも試してみよう。パスタが好きなら、ブロッコリーやほうれん草と一緒に出したりバリエーションを加えよう。

▼家族みんなで違う国の食事を試してみよう。
子どもは、辛さを抑えた中華やタイ料理が大好きだ。

▼子どものお気に入りの品をアレンジしてみよう。
オリーブオイルで和えたパスタの次はバターで和えたパスタ。茹でたにんじんの上にパセリを散らしたら、次の晩はディルを散らすという具合にアレンジは無数にある。子どもは、多様な味に段々慣れていくだろう。

▼健康的な食べ物は、わかりやすい魅力的な形で子どもの前に出そう。

▼子どもが、食材が混ざるのを嫌がったりしたら、優しくこの癖から抜けられるよう導いてあげよう。
まず、子どもが好んで食べる2つの食材を自分で混ぜ合わせてみることから始めよう。パスタとチーズ、ヨーグルトとジャムといった引き立て合う2つの食材を別々の容器に入れて子どもの前に出す。3つ目の容器を与え、2つの食材を子ども自身に混ぜさせる。場合によっては、親も一緒にやってまねをさせるのもいいだろう。

## ルール6　好きになる必要はない。でも、試してみなければならない

▼いろいろな食材の試食は子どもが小さいうちに始めよう。
赤ちゃんや乳幼児期の子どもは、新しい味にオープンだ。2〜3歳で新奇恐怖症が始まる前に多くの食材に慣れ親しませよう。

▼お皿がきれいになるまで全部食べるよう、子どもを強要しない。

▼出されたものを試食する、と考える。
「身体にいいから、これを食べなさい」ではなく、「これ、美味しいから食べてみて！」の方がうまくいく。

▼子どもがある食べ物が嫌いだと言ったら、いずれ好きになると思わせよう。
「あら、好きじゃなかった？」と私は子どもたちに聞くようにしている。「大丈夫よ。まだそんなに試していないもの。もっと大きくなったら好きになるわよ」というような言葉を使おう。

▼新しい食材を単独で出さずに、楽しい食事の一部として出そう。

▼食卓に子どもの好きなものが一つはあるようにしよう。

▼新しい食材を出す時は、少量ずつ。

▼新しい食材を食べる体験は、あなたにとっても子どもにとっても楽しいものにしよう。

▼あなた自身がリラックスしていて、余裕がある時にトライしよう。

▼まずシンプルな食感のものから挑戦しよう。

▼始めはピューレ状やスープがお勧め。味に慣れたら、本物の「食感」を味わう次の段階に進もう。

▼味覚が敏感な子どももいるので、忍耐をもって臨もう。

▼新しい食べ物を受け入れるまで、何十回と試食しなければならないこともある。

▼新しい食材を遠回しに子どもの前に出すのも一つの手。

新しい食材を小さく盛った器を子どもの目の前ではなく、近くに置く。うれしそうに親が食べて見せてから、無関心を装う。もしかしたら、子どもも試してみるかもしれない。しばらくして、子どもが手をつけていなくても大騒ぎをしない。何より、代わりのものを与えないことが大事。

▼乳幼児に新しい食べ物を紹介する場合、あまり多くの形で与えないよう気をつけよう。

よく知っている形と新しい形との間のちょうどいいバランスを探ろう。例えば、新しい食材の試食に成功したら、もう1、2回その形で出そう。でも、その一つの形だけにとらわれないように、その次は違う形で与えてみよう。

## ルール7 お菓子は制限して、理想的には一日1回（多くても2回）。食事前の1時間は避ける

▼子どもたちに満足することとお腹いっぱいになることの違いを教えよう。

たいていの子どもは、お腹が満たされる感覚を生まれながらに知っている。「もう少しでお腹いっぱい？」と子どもに聞き、その時点で一瞬待たせ、さらに欲しいか聞いてみよう。常に腹八分目を心がけるよう声かけしよう。

▼おやつは小さな食事と捉えよう。食卓でのみ食べるべし。

▼家族に合ったおやつのルールを作ろう。

例えば、切ったフルーツは自由におかわりしてもいいが、ほかのおやつは親に聞いてから、など。

▼子どもがあまり食事を食べなかったら、間食させるより次の食事の時間を早めよう。

▼おやつの時の飲料は水にしよう。

フランスでは、水は食事のグループに属する。

▼一週間家族の食事日記をつけて、何をどれくらい食べているか把握してみよう。

## ルール8 料理と食事に時間をかけよう。スローフードはハッピーフード

▼子どもは、ゆっくり食べるのが当たり前。

子どもに合わせて歩くペースを緩めるのと一緒で、親も

食べるペースを緩めよう。

▼太るかどうかを基準に食事を選ばず、健康と喜びを与えてくれる食事かどうかで選ぼう。

▼食べないことを罰しない。よく食べることをほめよう。

▼子どもにプレッシャーや緊張感を与えたり、急ぐようにせき立てたり、批判したりして暗い雰囲気を作らない。

▼食卓を特別のものにしよう。

「普段用」のテーブルクロスを敷いて、子どもたちに飾ってもらおう。想像力を使って！

▼心配しない、イライラしない。

あなたがリラックスして食事を楽しめば、子どももきっとそうする。

**ルール9** 食べるもののほとんどは、「本物」の家庭料理にしよう。お楽しみは、特別な機会にとっておこう（そして、加工食品は「本物」ではない）

▼ファストフードは何曜日だけ、と限定しよう。

▼甘いお菓子の前に、本物の食材を子どもに与えよう。

例えば、メイン後の甘いデザートの前に、新鮮な果物を与える、といった具合に。

▼野菜にはケチャップの代わりにバターを少し添えよう。

フランス人にとって脂質は大切だ。中でもバターが一番いいと信じている。

▼「ニセ物」のジャンクフードは、週に1回と決めよう。

▼フランス人の家庭は、平均で食費の4分の1を野菜にあてている。

▼子どもが不健康なものを好んでいるようだったら、それを嫌うよう導くより、「それは子どもの食べ物よ。大きくなるにつれ、好きでなくなると思うわ」と言っておこう。

**ルール10** **黄金のルール** 食べることは楽しいことだ。ストレスがたまるものではない。フードルールを、厳しい規則とするよりも、慣習や日課として捉えよう。たまには、緩めても大丈夫

▼食事をすることに、心配より喜びを見出して。

▼カロリーを計算することより、目の前の食事を楽しもう！

*Appendix* 付録

# 子どものための フレンチ・レシピ

## 早くて、シンプル、ヘルシーで美味しい！

フランス人が日常で好んで作るレシピはシンプル。ハンディブレンダーや蒸し器など最小限の調理道具を使って素早く料理する。シンプルな方が、子どもの食べ物に関する感覚を目覚めさせやすいので、フランス人はバターやフレッシュハーブ、レモン汁などを少量使い、味つけも過剰にしない（少量の脂質は成長期の子どもだけでなく大人にも必要と信じ、バターをよく使う）。

そして、何よりフレッシュで質のいい食材を見つけることを大切にしている。

フランス人は、料理の見栄えが食欲に影響すると知っていて、子どもには、少量を小さな器で出す。

食事が楽しみになるように、子どもの大好きなものも食事にとり入れて。

そして、何よりもまず大人が楽しんで食べてみよう。

Bon appétit《ボナペティ》！（どうぞ、召し上がれ）

＊注：食材、調味料などはお子さまの年齢やアレルギーの有無などに合わせて、適宜変更してください。

## 赤ちゃんのビシソワーズ（白リーキのスープ）

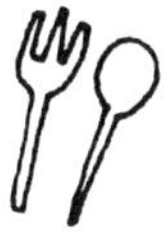

準　備：5分
料　理：7～8分
分　量：赤ちゃんの器4杯分、または子ども2人分

材　料：じゃがいも（小ぶりのもの。皮を剥いてサイコロ状に切る。約1／2カップ）…1個
リーキ（西洋ねぎ　白い部分を丁寧に洗って、皮を剥き、スライスする。普通の白ねぎでもOK。約1カップ）…1本
洋梨（皮を剥いて、芯を取り、みじん切りにする）…1個
はちみつ、またはメープルシロップ…小さじ1
お好みで：海塩をひとつまみ

作り方：❶じゃがいもとリーキを、ひたひたの水で柔らかくなるまで6～7分煮る。仕上がる2～3分前に洋梨も加える（野菜は水を切る）。

❷煮汁（180cc ～ 240cc）はとっておく。

❸野菜をはちみつかメープルシロップで和え、煮汁をお好みの濃さになるまで加える。

フランスでは、リーキは伝統的に小さい年齢から食べさせる。このスープには、新緑色のリーキではなく、柔らかいながらも風味のある白リーキの先がおすすめ。子どもが大きくなったらじゃがいもの量を増やし、梨の量を減らそう。

寒い冬の夜にぴったりの癒しのスープ。夏は、常温でも冷やしても美味しい。

小さい赤ちゃんには、じゃがいもを抜かしてもいい。梨とリーキの、まるでアップルソースのような食感が楽しめる。

**ポイント**

じゃがいもが多過ぎると、じゃがいもの味が強すぎて大味のスープになってしまうので注意。また、じゃがいもの切り方が大きいと、粘り気が出てくるので、細かく切って煮すぎない。

## すぐに完成！　パイ生地なしのキッシュ・ロレーヌ

**準　備**：5分　　**料　理**：30 ～ 40分　　**量**：大人4～6人前

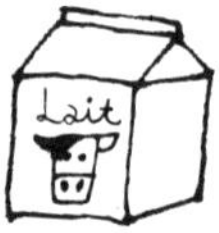


**材　料**：卵（大）…8個
牛乳…1・1／2カップ
（または、牛乳3／4カップと生クリーム3／4カップ）
塩・こしょう…お好みで
小麦粉…1カップ
ハム（スライス）…1カップ
チーズ（すりおろしたグリエール、またはチェダーが合う）…1カップ
お好みで：パセリやオレガノのドライハーブ

**作り方**：❶オーブンを160度に温め始める。ボウルに卵を割り入れ、混ぜる。牛乳を足してさらに混ぜる。

❷お好みで塩とこしょうを加える。フォークか泡立て器で絶えずかき混ぜながら、少しずつ小麦粉を加える。チーズとハム、お好みでドライハーブを加える。

❸22 ～ 30センチのパイ皿に①を流し入れ、30分オーブンで、キッシュが膨らみ、表面に焼き色がつくまで焼く。5分冷やしてから切り分けると、切りやすい。

キッシュは、大人も子どもも大好きな伝統的なフランスの家庭料理だ。パイ生地なしのこのレシピは、忙しい大人でも簡単に作れる。温かくても冷えても美味しい上に、昼食にも夕食にもなる。ここで紹介するのは、ミルクの量が多く、卵の量が少ない子ども用のレシピだ。

**ポイント**

お好みでキッシュの中身を変えて色々なキッシュを楽しもう。残り物のラタトゥイユを入れても美味しい。子どもが新しい野菜にチャレンジする際も、キッシュの中に入れてしまえば食べやすくなる。キッシュは膨らむので、パイ皿に中身を入れすぎないよう気をつけて。

## フランスの伝統的なドレッシング！<br>ヴィネグレット・ソース

**準　備**：2分
**分　量**：1カップ弱。家族のサラダ用。

**材　料**：エキストラヴァージンオリーブオイル（又はカノラ油）…1／4カップ
白ワインビネガー…1／4カップ
マスタード…小さじ1・1／2
お好みで：メープルシロップ…大さじ1／シャロット、スカリオン、
または玉ねぎ（みじん切り）…大さじ1

**作り方**：❶蓋のついた瓶に全ての材料を入れ、蓋をし、激しく振る。
❷出す前に味見をし、好みで調節する（義母は酸っぱいのが好みだが、私は少し甘い優しい味のものが好き）。

フランス料理には欠かせないヴィネグレット・ソース。簡単に作れて、その上健康的で美味しい。フランスの子どもたちは、小さい頃からヴィネグレットの味に親しむ。酸っぱい味と相性のよくない料理にも合うように、カナダ流のひねりをほんの少し加えている。

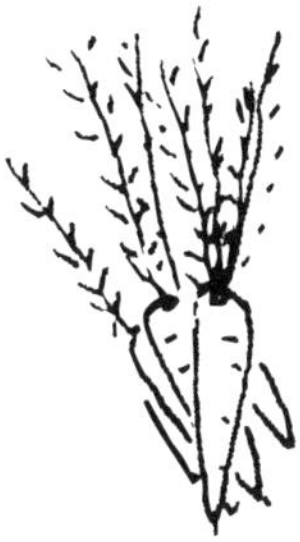

**ポイント**
　子どもたちはこのドレッシングに野菜をディップして食べるのが好きだ。夕食時のメインの前に、このドレッシングを個々の小さなボウルに入れ、にんじんやきゅうりの野菜スティックと一緒に出す。また、ビーツのような火を通した野菜や、すりおろしたにんじんのサラダにもよく合う（フランスの昼食によく出される子どもたちの好物！）。

## ムース・オ・ショコラ（チョコレート・ムース）

**準　備**：10～15分　**待ち時間**：2～3時間　**量**：大人6人前

**材　料**：セミスイートのチョコレート…225g
バター…小さじ4
卵…6個（卵黄と卵白に分ける）
オレンジの皮（小さく刻む）…オレンジ半分
塩…ひとつまみ

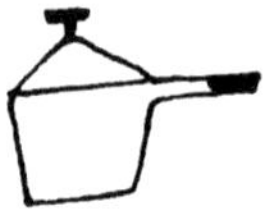

**作り方**：❶チョコレートとバターを厚手の鍋で溶かすか、大きなボウルに入れて電子レンジに数分かける（チョコレートがくっつかないように、ボウルの底に牛乳を少量注いでおくといい）。チョコレートを冷ます（熱いままだと、卵に火が通ってしまう）。

❷チョコレートが溶け、粗熱も取れたら、卵黄とオレンジの皮を加えてよく混ぜる。

❸卵白を、ピンと立つまでしっかり泡立てる。始めに塩をひとつまみ加えるとしっかりとした卵白ができる。

❹卵白の1／3をチョコレートに加え、優しく混ぜる。残りの卵白も加え、そっと混ぜる。個別の容器にムースを入れ、固くなるまで2～3時間冷蔵庫で冷やす。ベリーや軽い小さなクッキーを横に添えて出す。

ムースは驚くほど簡単に作れる。フランス人の親戚は、みんな5分ほどで作ってしまう。紹介したのは基本のレシピなので、生クリームを足したり、砂糖で甘さを調整したり、ここからスタートして色々な冒険をしてみてほしい。

**ポイント**

大きな容器や型で作ると、出した時の印象も強いだろう。しかし、小さい個別の容器の方が、固まりやすい上によりエレガントだ。子どもたちの「どっちの方がどれだけ大きい！」といったけんかも避けられる！

## ポンム・オ・フール（フランス風焼きりんご）

準　備：10〜15分　　料　理：25分
量　：りんご1個×人数分

材　料：りんご（洗って、皮をフォークでまんべんなく刺し、底を少し残して芯をくりぬく）…人数分
メープルシロップ…小さじ1（りんご1個あたり）
（または、フランス風に砂糖大さじ1とバター大さじ1）
お好みで：シナモンの粉末

作り方：❶180度にオーブンを余熱する。
❷耐熱皿にりんごをのせる。りんごの穴の中にメープルシロップか、フランス人がするように砂糖とバターを詰める。お好みでシナモンを振りかける。
❸りんごを25分ほど、あるいはお好みの柔らかさになるまで焼く。

冬になると食べたくなるお気に入りの時短メニューだ。仕事から帰ってきてまずオーブンを余熱してりんごを入れる。夕食ができる頃には、いい匂いが家中に漂うから、子どもたちも思わず食卓に向かうというのが魂胆だ！

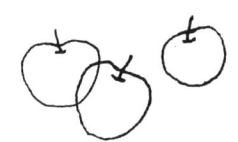

### ポイント

この一品は、固形物を食べ始めた赤ちゃんにも最適だ。長く焼けば焼くほどりんごはトロトロに柔らかくなる。ただ、オーブンから出したばかりのりんごはとても熱いので注意が必要。子どもには、りんごを食べやすい大きさに切り、皿の上で冷ましてから食卓に出すようにしている。

# マミーのチョコレートバゲット

準　備：2分
量　：バゲット1本で4人分

材　料：ダークチョコレート（70%、またはそれ以上のカカオのもの）…3～4切れ
新鮮なバゲット（均等に4つに切る）…1本
バター…適量

作り方：❶バゲットの横（上ではない！）に、ナイフを入れて浅い切れ目を作る。

❷バゲットを半分ほど開け、バターナイフを差し込み、バターを塗る。

❸チョコレートを1切れずつ切れ目の中に差し込む。

スナック菓子より手作りのおやつを重んじるフランスの家庭。この一品も、子どもたちがマミー（祖母）のところに行くと、楽しみにしているお気に入りのおやつだ。マミーがバゲットを切る間、子どもたちはチョコレートと新鮮なパンの匂いに鼻をクンクンさせながら食卓の周りをウロウロする。

一見贅沢なレシピに思えるが、バターの量を抑えれば比較的ヘルシーなおやつだ。チョコレートには、銅や鉄やマグネシウム、バターにはビタミンDと脂質が豊富だ。どちらも子どもの成長には欠かせない。バゲットも子どもの活動に必要な炭水化物としての役割を担いながら、添加物や保存料など含まれていないから安心だ。

ポイント

バゲットの中にチョコレートを均等に並べると、ひと口頬張る度にチョコレートが味わえるのでおすすめ！

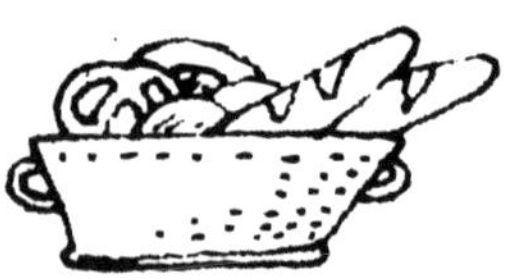

# 訳者あとがき

子どもの「お菓子漬け」や「好き嫌い」に悩む日本のお母さんは多いと思います。本書を読めば、「子どもはお腹を空かせて当たり前」「待つことができるはずだから、待たせればいい」「嫌いなものは、強制せずに少しだけ味見させればいい」と気持ちが楽になるでしょう。そして、みんな揃って、ごはんは楽しく食べるもの」という大切なことを思い出させてくれます。

原書は、研究者でもある著者らしく、たくさんのリサーチや調査が引用され、理論的に書かれています。日々失敗を繰り返しながら、それを検証し、どこにも書かれていないルールを発見したのは、著者の丹念な調査と探究心によるもので、それが本書に説得力をもたらしていると思っています。日本語版出版にあたり、たくさんの方に読んで頂けるように、著者に割愛の許可を頂き、重要なエッセンスを中心にまとめました。

本書を読んで、本当は日本人も、フランス人に負けないくらい食を大切にしていたはずだとも感じました。自分たちも含め、あふれる情報の中で日々迷いながら子育てしているお母さんたちに、この本がお役に立てれば、と思っています。

2015年11月

**著 者**

**カレン・ル・ビロン／Karen Le Billon**

ブリティッシュコロンビア大学教授。2011年には、40歳以下にして意義深い成功を収めたカナダ人リーダーを称える国家プログラム「Top 40 Under 40 Award」を受賞。オックスフォード大学で博士号を取得。5冊の学術書と、子どもの味覚のトレーニング・ガイド&料理本『Getting to Yum（美味しく食べ始める）』を出版。家族とともに、カナダとフランスを行き来する生活を送る。ホームページは、「ジェイミー・オリバーの今月の食革命ブログ」にも選ばれた。www.karenlebillon.com

**訳 者**

**石塚由香子　狩野綾子（まちとこ）**

様々な得意分野を持った、子育て中のお母さんが集まる編集チーム「まちとこ」のメンバー。女性向け、お母さん向けのコンテンツ制作、編集、執筆を得意とし、編著に『おとなごはんと一緒に作るあかちゃんごはん』（日東書院本社）『忙しいママでもラクラク作れる子どもが喜ぶお弁当』『小さなお店のつくり方　育児しながら起業編』（辰巳出版）などがある。http://machitoco.com

| ブックデザイン | イラスト | 校正 | 編集担当 |
|---|---|---|---|
| **萩原 美和** | **北野 路子（まちとこ）** | **小倉 優子** | **佐藤 葉子** |

---

# フランスの子どもはなんでも食べる

## 好き嫌いしない、よく食べる子どもが育つ10のルール

2015年12月11日　第1版第1刷発行

著　　者　カレン・ル・ビロン
訳　　者　石塚由香子　狩野綾子（まちとこ）
発 行 者　玉越直人
発 行 所　WAVE出版
〒102-0074　東京都千代田区九段南4-7-15
TEL 03-3261-3713／FAX 03-3261-3823
振替 00100-7-366376
E-mail info@wave-publishers.co.jp
http://www.wave-publishers.co.jp
印刷・製本　中央精版印刷

---


NDC599 223p 19cm　ISBN978-4-87290-774-2